WOLFGANG UNSÖLD

ASK THE COACH

ANTWORTEN AUF DIE HÄUFIGSTEN
FRAGEN ZU TRAINING UND ERNÄHRUNG

WOLFGANG UNSÖLD

ASK THE COACH

ANTWORTEN AUF DIE HÄUFIGSTEN FRAGEN ZU TRAINING UND ERNÄHRUNG

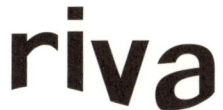

Bibliografische Information der Deutschen Nationalbibliothek:
Die Deutsche Nationalbibliothek verzeichnet diese Publikation in der
Deutschen Nationalbibliografie. Detaillierte bibliografische Daten sind im
Internet über **http://d-nb.de** abrufbar.

Bildnachweis
Bill Christ: S. 85 / Deutsche BKK: S. 21 / David Lackovic: S. 61 / Dorian Szücs: S. 71 /
Wolfgang Unsöld: S. 25, S. 44 f., 90 f., 122 f.

Wichtiger Hinweis
Sämtliche Inhalte dieses Buchs wurden – auf Basis von Quellen, die der Autor
und der Verlag für vertrauenswürdig erachten – nach bestem Wissen und Ge-
wissen recherchiert und sorgfältig geprüft. Trotzdem stellt dieses Buch keinen
Ersatz für eine individuelle Fitness- und Ernährungsberatung oder medizinische
Beratung dar. Wenn Sie medizinischen Rat einholen wollen, konsultieren Sie
bitte einen qualifizierten Arzt. Der Verlag und der Autor haften für keine nach-
teiligen Auswirkungen, die in einem direkten oder indirekten Zusammenhang
mit den Informationen stehen, die in diesem Buch enthalten sind.

Für Fragen und Anregungen:
info@rivaverlag.de

1. Auflage 2017
© 2017 by riva Verlag, ein Imprint der Münchner Verlagsgruppe GmbH
Nymphenburger Straße 86
D-80636 München
Tel.: 089 651285-0
Fax: 089 652096

Redaktion: Philip Schmieder
Lektorat: Mattias Michel
Umschlaggestaltung: Marc-Torben Fischer, München
Umschlagabbildung: Benjamin Knoblauch
Satz: Röser MEDIA GmbH & Co. KG, Karlsruhe
Druck: GGP Media GmbH, Pößneck
Printed in Germany

ISBN Print 978-3-7423-0168-0
ISBN E-Book (PDF) 978-3-95971-621-5
ISBN E-Book (EPUB, Mobi) 978-3-95971-622-2

— Weitere Informationen zum Verlag finden sie unter —

www.riva-verlag.de

Beachten Sie auch unsere weiteren Verlage unter
www.m-vg.de

INHALT

»Winners focus on winning.
Losers focus on Winners.«

Conor McGregor, UFC Fighter

Tagtäglich werden mir Fragen zu Training und Ernährung gestellt. Unter der Woche bei Kundenterminen, am Wochenende bei Seminaren oder in den sozialen Medien und von Athleten und Kunden per E-Mail. Viele dieser Fragen wiederholen sich regelmäßig.

Unter der Prämisse der Effizienz war dies der Startpunkt für die »Ask the Coach«-Kolumne.

Dieses Buch ist eine Sammlung von häufigen Fragen und meinen Antworten, die ich im Zusammenhang mit dieser Q&A-Kolumne gegeben habe. Viele davon sind bisher unveröffentlicht.

VORWORT

Das Schwierigste ist es wohl, den richtigen Anfang zu finden. Körperfett reduzieren, Muskeln aufbauen, leistungsfähiger werden oder die ersten Worte in einem Buch finden – die Fragen sind immer die gleichen:

- Wo fange ich an?

- Wie fange ich an?

- Was ist der erste Schritt?

Als Wolfgang mich fragte, ob ich mir vorstellen könnte, das Vorwort zu seinem neuen Buch zu schreiben, war ich zunächst sehr überrascht und geschmeichelt, um gleich darauf in einen ambivalenten Zustand von angsterfülltem Entsetzen und ekstatischer Vorfreude zu fallen. Wenn ich darüber nachdenke, frage ich mich, ob es so wohl Wolfgangs Kunden geht, wenn sie zum ersten Mal hören, dass sie ihr geliebtes Müsli zum Frühstück gegen ein Steak und Avocado eintauschen sollen.

Mein Name ist Dr. Peter Lundgren und ich bin Gründer und Leiter des AKNA Instituts in Stockholm, Schweden. Als Therapeut arbeite ich seit mehr als 15 Jahren mit unterschiedlichsten Klienten, von der alten Dame mit neuem Hüftgelenk bis hin zum Olympiasieger im Eishockey. Insbesondere die schnelle Wiederherstellung und Verbesserung von Mobilität sowie eine schnelle Schmerzreduktion zählen zu meinen Steckenpferden. Dabei bediene ich mich unterschiedlichster Methoden wie der Manipulation der Faszien und des Nervensystems mit dem Ziel, optimale Effekte in kürzester Zeit zu erreichen. In den letzten Jahren habe ich mich mehr und mehr auf den

Einsatz verschiedener Tools sowie auf das sogenannte Dry-Needling, die medizinische Form der Akupunktur, spezialisiert. Diese Methoden stellen nicht nur eine fantastische Ergänzung zu klassischen Therapieformen dar, sondern ermöglichen auch deutlich weitreichendere und langfristigere Behandlungseffekte.

Der Wunsch, Wege zu finden, um meine Klienten noch besser behandeln zu können, noch mehr zu verstehen, noch mehr zu wissen, treibt mich in meiner täglichen Arbeit stets voran. Das ist etwas, was Wolfgang und mich von unserer ersten Begegnung an verbunden hat. Einen Teil dieses Verständnisses und Wissens in meinen Seminaren weiterzugeben war für mich eine logische Konsequenz. Seit 2008 halte ich weltweit Vorträge zu unterschiedlichsten therapeutischen Themen.

Eben diese wissenschaftliche Neugier war es, die Wolfgang wie auch mich im Herbst 2010 ins verregnete Dublin führte. Ich lehrte Dry-Needling bei einem Seminar für Physiotherapeuten und Ärzte, an dem auch Wolfgang teilnahm. Dry-Needling ist eine therapeutische Technik, die er selbst zwar direkt nicht in seiner praktischen Arbeit nutzt, welche ihm jedoch einen noch tieferen Einblick in die funktionelle Anatomie und Physiologie sowie ein noch breiteres Verständnis für seine Arbeit liefert. So traf ich den ersten Schwaben meines Lebens.

Wolfgang fiel mir durch seine für ihn typischen zielgerichteten und lösungsorientierten Fragen auf, die ich inzwischen gern »Wolfi's Classics« nenne. Ein Beispiel: Peter, wenn du für die und die Verletzung nur drei verschiedene Muskeln behandeln könntest, welche wären das? Oder: Was sind deine Top-3-Methoden, um den Rectus femoris zu mobilisieren? Mein erster Gedanke war: »Wow, der Kerl ist deutscher als Sauerkraut mit Kartoffeln«, und wer mich ein wenig kennt, weiß, daß ich gern ausspreche, was mir durch den Kopf geht. Und da Wolfgang und ich uns von der ersten Minute an gut verstanden haben, wurde die »deutsche Effizienz und Genauigkeit« schnell zum persönlichen Running Gag, der zu einigen Lachern während des Seminars und anschließend zu einem sehr amüsanten Abendessen beim Italiener führte. Bei Antipasti und Steaks redeten wir über die unterschiedlichsten Dinge, wie verschiedene Trainingssysteme, die besten Supplements zur Konzentrationssteigerung und die effektivsten Spots fürs Dry-Needling. Außerdem sprachen wir an diesem Abend auch das erste Mal über Ideen für eine künftige Zusammenarbeit. In den folgenden Jahren besuchte ich Wolfgang regelmäßig im YPSI in Stuttgart, wo wir uns über schwierige oder ungewöhnliche Fälle austauschten und weiter über gemeinsame Projekte grübelten. Aus dem Fundament gemeinsamer Interessen und sich überschneidender Arbeitsbereiche entwickelte sich so eine stetig wachsende Freundschaft.

2016 war es dann so weit und die gemeinsame Planung der vergangenen Jahre fand eine konkrete Umsetzung: Die ersten Monate des Jahres nutzte ich, um alle auf Englisch verfassten Module von Wolfgangs Seminaren zu besuchen und so einen noch genaueren Einblick in seine theoretischen Grundlagen, strukturellen Ansätze und Arbeitsweise zu bekommen. Gemeinsam realisierten wird daraufhin das erste YPSI Seminar, bei dem Methoden therapeutischen Arbeitens mit den Anforderungen des Arbeitsalltags von Trainern und Coaches verschmolzen und praktisch nutzbar gemacht wurden.

Unser übergeordnetes Ziel für dieses und auch weitere geplante Seminare, Workshops und Camps ist es, eine

Brücke zwischen Trainer- und Therapeutenalltag herzustellen. Die unterschiedlichen Tools, welche Coaches und Therapeuten nutzen, sollen zusammengebracht werden, um so neue Strukturen und Formen von Training und Behandlung zu schaffen. Angefangen bei simplen Workflows für die Nutzung von Tools im Trainingsalltag bis hin zur Leistungsoptimierung von Athleten, beispielsweise durch gezielte Nervenstimulation via Dry-Needling zwischen einzelnen Sätzen oder Übungen. Obwohl ich bereits jahrelange Erfahrung mit Vorträgen habe, war die Realisierung des ersten fachübergreifenden Seminars, welches sich zudem vornehmlich an Trainer richtete, für mich mit viel Aufregung und Lampenfieber verbunden. Doch dank eines kräftigen Schubses von Wolfgang kam ich aus meiner Komfortzone, und so entstand ein tolles Seminar mit viel Input für und von den Coaches, neuen Kontakten und Ideen.

Der Schub aus der eigenen Komfortzone ist sicherlich eine von Wolfgangs großen Stärken, die ihn als Coach und als Menschen auszeichnen. Egal ob es sportliche oder gesundheitliche Lebensziele sind – durch seine direkte und bestimmte, aber gleichzeitig auch vertrauenserweckende und ruhige Art schafft er es, Verhaltensmuster und Denkstrukturen aufzubrechen und zielführend anzupassen. Ganz wie bei einem echten Wolf, der seinen Welpen trägt, weiß man bei Wolfgang zwar manchmal nicht direkt, wohin es einen »tragen wird«, aber man kann stets darauf vertrauen, dass man an der richtigen Stelle ankommt.

Auf die Frage, was meiner Meinung nach Wolfgangs Stärken sind, warum man seine Seminare besuchen sollte, ihn als Coach konsultieren und natürlich dieses Buch lesen sollte, antworte ich in Form der »Wolfi's Classics«. Die Top-

3-Gründe, mit Wolfgang und seinen Methoden zu arbeiten, sind:

1. **Qualität und Resultate.** Ich kenne kaum einen Coach, der so gewissenhaft um Qualität bemüht ist wie Wolfgang, egal ob es um die optimale und zielorientierte Anzahl von Sätzen und Wiederholungen im Trainingsplan, die Ausführung einer Übung, die Inhaltsstoffe seiner Supplements oder die Infos in seinen Seminaren geht. Alles ist »on point« und so verwundert es auch nicht, dass er ausgezeichnete Resultate und Before'n'After-Erfolge wie am Fließband produziert.

2. **Veränderung.** Der bereits erwähnte Schubs aus der Komfortzone und das Aufzeigen neuer Wege und unbekannter Zusammenhänge sorgen dafür, dass Wolfgang es schafft, nachhaltige Änderung herbeizuführen. Diese können vom Verlust überflüssiger Pfunde über neue Bestleistungen im Training und Sport bis zum völligen Verschwinden von jahrelang existierenden »Hindernissen« führen. Dabei reichen die Lösungsansätze vom Aufdecken eines vermeintlich simplen Mikronährstoffmangels bis hin zur Umsetzung von langfristig geplanten und komplexen Änderungen im Training und in unterschiedlichsten Lebensbereichen.

3. **Make it simple.** Trotz oder vielleicht auch gerade wegen seiner großen Detailverliebtheit schafft es Wolfgang, auch hoch komplizierte und komplexe Prozesse und Zusammenhänge einfach, verständlich und vor allem praktisch nutzbar zu machen. Ich bin stets aufs Neue erstaunt, wie er sein enormes und breit gefächertes Wissen auf leicht verständliche und praktikable Workflows herunterbricht.

Wolfgang kennenzulernen und von ihm zu lernen ist jederzeit eine Reise ins YPSI wert. Ich danke dir für deine Freundschaft und freue mich auf unsere lange Reise auf der Suche nach dem »heiligen Gral der Trainings«.

Dr. Peter Lundgren

TRAINING

HALBE ODER TIEFE KNIEBEUGEN?

Wie tief sollte man bei der Kniebeuge gehen? Reicht es, wenn die Tiefe mit den Oberschenkeln parallel zum Boden ist, oder sollte man ganz runtergehen?

Ich empfehle, nur die volle Kniebeuge über den kompletten Bewegungsbereich auszuführen. Dies hat mehrere Gründe.

Die halbe Kniebeuge destabilisiert unter anderem das Kniegelenk, da sie ein muskuläres Ungleichgewicht vom lateralen zum medialen Verhältnis des Quadrizeps schafft.

Drei Vorteile der vollen Kniebeuge:

1. **Mehr Mobilität:** Du stretchst in der tiefen Hocke alle großen Muskeln des Hüftgelenks, wie z. B. den Glutaeus, den Quadrizeps und den Erector spinae, und verbesserst die Mobilität deines Sprunggelenks. So verbesserst du deine Beweglichkeit und beugst Verletzungen vor.

2. **Mehr Stabilität:** Wie jedes andere Gelenk, so sollte auch das Kniegelenk über seinen kompletten Bewegungsbereich trainiert und so muskulär gesichert und stabilisiert werden. Der Vastus medialis, der tränenförmige Teil des Quadrizeps an der unteren Innenseite des Oberschenkels, ist einer der beiden entscheidenden Muskeln zur Stabilisierung des Kniegelenks. Training im Bewegungsbereich unterhalb von 90 Grad im Kniegelenk ist nötig, um alle Muskelfasern des Vastus medialis zu rekrutieren und stärker zu machen. Und je stärker der Vastus medialis wird, desto stabiler ist dein Kniegelenk.

3. **Größerer Trainingseffekt:** Durch einen kompletten Bewegungsbereich wird mehr Muskelfaser rekrutiert, was den Trainingseffekt steigert.

Viel Erfolg mit tiefen Kniebeugen!

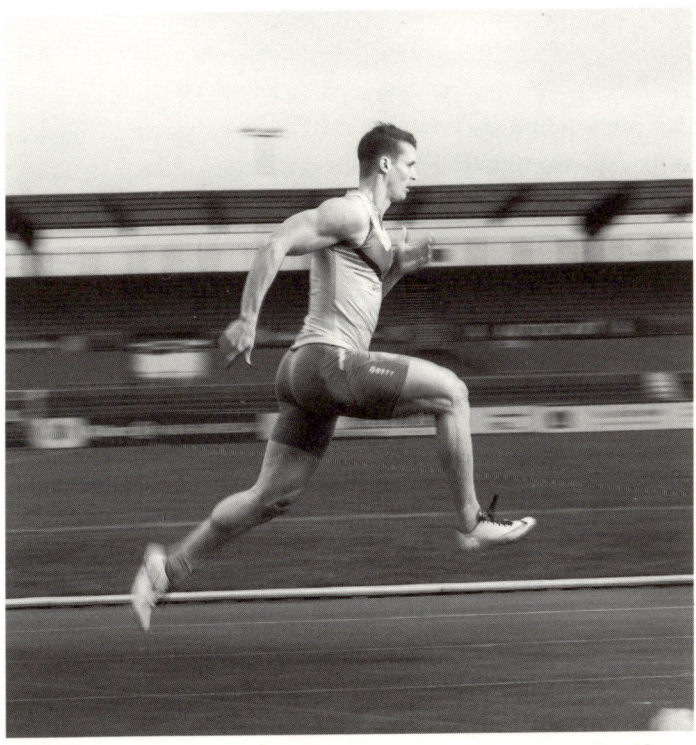

100-m-Sprinter Sven Knipphals hat in Vorbereitung für die Olympischen Sommerspiele 2016 mit dem YPSI zusammengearbeitet, in dieser Saison in der Halle eine neue Besteistung aufgestellt und bei der Europameisterschaften in Amsterdam mit der 100-m-Staffel die Bronzemedaille gewonnen.

TEMPOBESCHREIBUNG IM PROGRAMM

Ich habe einige deiner Programme gesehen. Was genau ist denn ein 5010-Tempo?

Die erste Ziffer bezieht sich auf das Ablassen des Gewichts, die zweite auf die Pause nach dem Ablassen, die dritte auf das Anheben des Gewichts und die vierte auf die Pause nach dem Anheben. Jeweils in Sekunden.

Die Reihenfolge beginnt immer mit dem Ablassen des Gewichts – der exzentrischen Phase – unabhängig davon, mit welchem Teil die Übung beginnt.

Beispielsweise lässt du bei einer 5010-Tempo-Kniebeuge das Gewicht von oben 5 Sekunden in der exzentrischen Phase ab, pausierst nicht am Umkehrpunkt, hebst das Gewicht 1 Sekunde lang an und pausierst danach am Ausgangspunkt ebenfalls nicht, sondern lässt direkt die nächste Wiederholung im selben Tempo (5 Sekunden runter, 1 Sekunde rauf) folgen.

Beim Klimmzug beginnst du die Bewegung mit dem konzentrischen Teil, also dem Anheben. Ein 5010-Tempo beim Klimmzug bedeutet, dass du dich 1 Sekunde aus dem Hang an die Stange ziehst, dort nicht pausierst, dich anschließend 5 Sekunden lang ablässt und im Hang ebenfalls keine Pause machst, sondern direkt mit der nächsten Wiederholung fortfährst.

Neben den Standardtempi verwenden wir u. a. auch 30-0-1-0 bei Klimmzügen, 5050 bei Dips und 10-0-1-0 bei Kniebeugen.

Ein »x« im konzentrischen Teil der Tempoangabe bedeutet, dass das Gewicht explosiv, also so schnell wie möglich bewegt werden soll. Hier entscheidet primär die Absicht, das Gewicht so schnell wie möglich zu bewegen, weniger die tatsächliche Geschwindigkeit. Dieses »x« erhöht nachweislich den Trainingseffekt und findet primär bei fortgeschrittenen Trainierenden Anwendung. Wie fortgeschritten ein Trainierender ist, entscheidet sich ausschließlich über seine Maximalkraft – und nicht darüber, wie lange er schon in einem Studio angemeldet ist. So ist ein Trainierender, der seit 2 Jahren Krafttraining betreibt und mit 140 kg Bankdrücken macht, fortgeschrittener als ein Trainierender, der seit 10 Jahren ins Studio geht und 100 kg auf der Bank drückt.

Variation ist der Schlüssel, auch beim Tempo. Das Tempo ist der unterbewertetste Trainingsparameter, der meist zu selten variiert wird.

Viel Erfolg bei der Variation des Tempos!

EIN KLIMMZUGPLATEAU ÜBERWINDEN

Hast du einen Tipp, wie man ein Plateau bei Klimmzügen überwinden kann? Ich bleibe seit Längerem bei 6 Wiederholungen bei 6 Sätzen hängen. Maltodextrin fällt weg, weil ich noch nicht unter 10 Prozent Körperfett bin.

Der Klimmzug ist eine neurologische Anomalie. Wenn du eine Wiederholung grinden musst, das heißt die konzentrische Wiederholung aufgrund von Ermüdung langsamer als geplant machen musst, dann war es das im nächsten Satz. Deshalb ist es schwierig, sich bei hohen Wiederholungszahlen zu steigern. Du kannst deine Klimmzugleistung wesentlich besser mit geringer Wiederholungszahl und mehr Zusatzgewicht verbessern. Wichtig ist ebenfalls eine regelmäßige Rotation der verschiedenen Klimmzugvarianten.

Hier ein Beispielplan für 12 Wochen, mit dem du deine Klimmzugleistung steigern kannst:

Jede Phase sind 6 Workouts. Jede Phase wird für 3 Wochen durchgeführt, immer 2 Workouts pro Woche.

Phase 1

Klimmzug, enger, neutraler Griff, 6× 2–4 Wiederholungen, 4010-Tempo

Phase 2

Klimmzug, supinierter, schulterbreiter Griff, 6× 1–3 Wiederholungen, 5010-Tempo

Phase 3

Klimmzug, pausiert, enger, neutraler Griff, 6× 2 Wiederholungen, 5015-Tempo (5 Sek. Pause oben)

Phase 4

Klimmzug, supinierter, schulterbreiter Griff, 7× 3, 3, 2, 2, 1, 1, 1 Wiederholungen, 40x0-Tempo (x = explosiv)

Diese Periodisierung bietet **neue Wachstumsreize** und ermöglicht dir die **Verwendung von mehr Zusatzgewicht**, wodurch dir auch mehrere Wiederholungen mit weniger Gewicht leichter fallen werden.

Zudem wird der Klimmzug leichter, wenn deine **Maximalkraft steigt**, und wenn du deinen **Körperfettanteil reduzierst** und somit stärker im Verhältnis zu deinem Körpergewicht bist.

Viel Erfolg bei der neuen Klimmzug-Bestleistung!

EIN FORTGESCHRITTENER KNIEBEUGEN-URLAUB

Ich habe letzte Woche den Kniebeugen-Urlaub gemacht und bin mit den Ergebnissen super zufrieden. Ich bin endlich über 80 kg Körpergewicht gekommen (von 77,0 kg auf 81,2 kg) und meine Bestleistung bei den Kniebeugen habe ich von 105 kg auf 125 kg gesteigert! Jetzt habe ich eine Frage an dich: Ich habe noch 2 Monate freie Zeit und würde gern den Urlaub direkt noch mal machen, ist das sinnvoll?

Klar, du kannst den Kniebeugen-Urlaub wiederholen. Wie häufig du ihn wiederholen kannst, ist primär abhängig von deiner Zeit und deiner Regeneration. Wenn du noch 2 Monate frei hast, würde ich ihn in 7 Tagen zum Ende der freien Zeit hin machen. Wenn du den Kniebeugen-Urlaub zum zweiten Mal machst, würde ich dir auch empfehlen, die Struktur und Übungen etwas fortgeschrittener zu gestalten. Dann hast du einen neuen Reiz und eine neue Herausforderung. Und so fällt es dir leichter, noch mal 20 kg auf dein Kniebeugen-Max zu packen und bei deinem Körpergewicht die 85-kg-Grenze zu durchbrechen.

Eine fortgeschrittene Variante des Kniebeugen-Urlaubs, die ich gern empfehle:

Workout 1

Langhantel-Frontkniebeugen, pausiert, 8 Sätze à 3 Wiederholungen, 42x0-Tempo, 180 Sek. Pause

Workout 2

Langhantel-Kniebeugen, 6 Sätze à 6, 6, 4, 4, 2, 2 Wiederholungen, 4010-Tempo, 180 Sek. Pause

Workout 3

Langhantel-Kniebeugen mit erhöhten Fersen, 6 Sätze à 6 Wiederholungen, 4010-Tempo, 180 Sek. Pause

Bei allen Workouts das Gewicht graduell auf einen schweren Satz steigern. Der Spread innerhalb eines Workouts sollte bei ca. 30 Prozent liegen, das heißt, wenn dein schwerster Satz 150 kg ist, ist der erste Satz 105 kg.

Diese drei Workouts werden jeden Tag für 6 Tage in Folge ausgeführt.

Wichtige Hinweise für das Training:

- Gib alles – in jedem einzelnen Workout.

- Wähle die Gewichte nicht zu defensiv, wenn du das Optimum aus deinem Kniebeugen-Urlaub herausholen willst.

- Mit dieser Methode wirst du die verwendeten Gewichte innerhalb des Urlaubs steigern.

- Steigere dich in jedem Workout auf einen schweren Satz.

- Stehe jeden Tag vor 7 Uhr auf. Wenn du nach 7 Uhr aufstehst, wirst du nicht alle 3 Einheiten mit der notwendigen Erholungsphase dazwischen bewältigen und den Tag vor 18 Uhr beenden können.

- Die erste Trainingseinheit beginnt 2 bis 3 Stunden nach dem Aufstehen.

- Mach 3 bis 4 Stunden Pause zwischen den Einheiten.

- Die dritte Einheit muss vor 18 Uhr beendet sein. Wenn du erst nach 18 Uhr fertig bist, wird das deinen Biorhythmus, deinen Schlaf und deine Erholung beeinflussen und damit deinen Testosteronspiegel senken – kurz gesagt: deine Zuwächse reduzieren.

- Nimm dir nach diesen 6 Tagen für 3 bis 4 Tage trainingsfrei, um zu pausieren und dich zu erholen. Dann gehst du wieder zu deinem normalen Training über.

- Um deine Zuwächse in der Kniebeuge zu maximieren, ist es ideal, dem Urlaub eine Phase mit Fokus auf die Relativkraft folgen zu lassen.

Viel Erfolg mit der fortgeschrittenen Variante des Kniebeugen-Urlaubs!

Weitere Details zu Ernährung und Peri-Workout-Supplements sowie die Basisversion des Kniebeugen-Urlaubs findest du in meinem Buch »Dein bestes Training« (riva Verlag 2016).

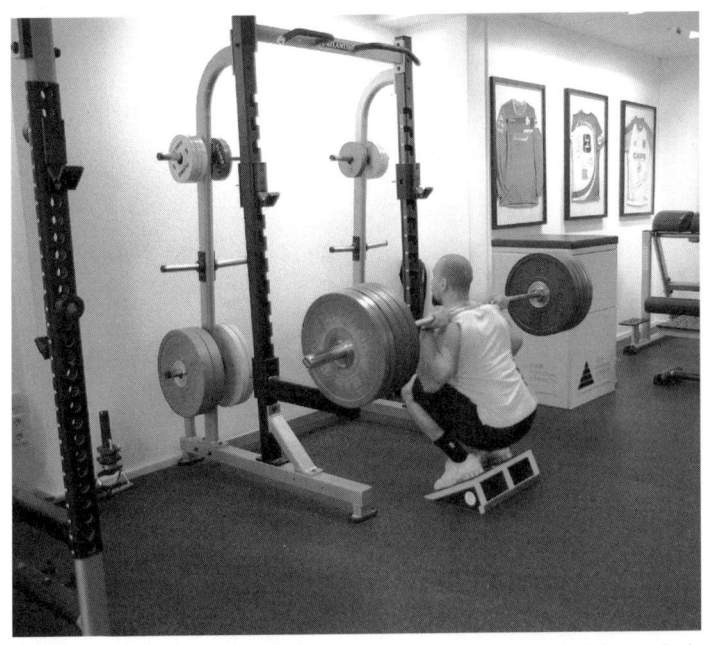

YPSI Coach Goran Sirovina bei LH Quad Squats mit 180 kg auf einem Prototypen des YPSI Squat Boards.

MEHR KONTROLLE IN DER EXZENTRISCHEN PHASE DER KNIEBEUGE

Ich habe ein Problem bei der Kniebeuge. Mir fehlt es an der Kontrolle im exzentrischen Teil der Bewegung. Ich kann das Gewicht nicht kontrollieren, es ist eher ein Fall nach unten und ich zittere beim Ablassen des Gewichts.

Die exzentrische Kraft in Relation zu der konzentrischen Kraft ist das sogenannte Kraftdefizit; es kann zwischen 1 und 70 Prozent betragen. Ideal sind 20 bis 40 Prozent.

Bei einem zu geringen Kraftdefizit, das heißt, wenn du das Gewicht, das du konzentrisch bewegst, gerade so exzentrisch kontrollieren kannst, muss das Kraftdefizit durch die Betonung der exzentrischen Phase vergrößert werden.

Bei Kniebeugen sind meine erste Wahl hierfür Medvedev-Kniebeugen. Der ehemalige sowjetische Gewichtheber-Trainer Medvedev verordnete seinen Athleten bei Übungen wie Kreuzheben extrem langsame exzentrische Bewegungen von 8 bis 10 Sekunden Dauer, um mehr Maximalkraft zu entwickeln. Bei der Medvedev-Kniebeuge beträgt der exzentrische Teil 10 Sekunden. Diese Methode eignet sich für jemanden, der das 1,5-Fache seines Körpergewichts oder mehr beugt und insbesondere bei der exzentrischen Kontrolle der Kniebeuge sein Defizit hat.

Das Programm:

A Langhantel-Kniebeugen, 10 × 1 Wiederholungen, 10-0-1-0-Tempo, 180 Sek. Pause

Das sind 10 Sätze à eine Wiederholung Langhantel-Knie-beugen im 10-0-1-0-Tempo mit 180 Sekunden Pause zwischen den Sätzen.

Im Laufe der 10 Sätze auf einen schweren Satz steigern. Das Ganze alle 3 bis 5 Tage für insgesamt 6 Trainingseinheiten wiederholen.

Viel Erfolg mit den Medvedev-Kniebeugen!

WIE OFT KANN ICH DEN ARM-URLAUB MACHEN?

Ich fand den YPSI-Arm-Urlaub top und habe damit gute Ergebnisse erzielen können. Mein Armumfang betrug anschließend 2,5 cm mehr. Wie oft kann ich den Arm-Urlaub machen? Gibt es eine fortgeschrittene Variante?

Freut mich, dass du mit dem YPSI-Arm-Urlaub solche Fortschritte erzielen konntest! Sehr gut! Den Arm-Urlaub kannst du je nach Trainingsstatus und Regeneration alle 1 bis 6 Monate machen. Eine fortgeschrittene Variante findest du hier:

Tag 1, 3, 5

Workout 1

A1 75 Grad Kurzhantel-Schrägbank-Curl, supinierter Griff, Fat Gripz 8 × 3 Wiederholungen, 4010-Tempo, 120 Sek. Pause

A2 Langhantel-Nackendrücken, stehend, breiter Griff[*] 8×3 Wiederholungen, 4010-Tempo, 120 Sek. Pause

B 45 Grad Kurzhantel-Schrägbank-Curl, neutraler Griff, Fat Gripz, reverser Offset-Griff[**], 4 × 3 bis 5 Wiederholungen, 4010-Tempo, 150 Sek. Pause

---

[*]   Zeigefinger am Ring
[**]   Kleiner Finger an der Innenseite der Kurzhantel-Scheibe

Workout 2

A1 45 Grad Kurzhantel-Schrägbank-Curl, supinierter Griff, 10 Sätze à 5* Wiederholungen, 4010-Tempo, 120 Sek. Pause

A2 SZ-Hantel-Flachbank-Trizepsstrecken, pronierter, enger Griff, zur Stirn, 10 Sätze à 8* Wiederholungen, 4010-Tempo, 120 Sek. Pause

Tag 2, 4, 6

Workout 1

A1 SZ-Hantel-Scottcurls, pronierter, schulterbreiter Griff, 8 Sätze à 3 Wiederholungen, 4010-Tempo, 120 Sek. Pause

A2 Langhantel-Flachbankdrücken, schulterbreiter Griff, Fat Gripz, 1 1/4 oben, 8 Sätze à 3 Wiederholungen 4010-Tempo, 120 Sek. Pause

B Kurzhantel-Scottcurl, einarmig, supinierter Griff, Fat Gripz, 4 Sätze à 4 bis 6 Wiederholungen, 4010-Tempo, 150 Sek. Pause

Workout 2

A SZ-Hantel-Curls, stehend, pronierter Griff, 8 Sätze à 8 Wiederholungen, 3010-Tempo, 30 Sek. Pause

B Dips, 8 Sätze à 8 Wiederholungen, 3010-Tempo, 30 Sek. Pause

---

* Gleiches Gewicht für alle Sätze

Es handelt es sich um insgesamt vier verschiedene Workouts, die rotiert werden. An 6 Tagen werden jeweils 2 Workouts pro Tag ausgeführt. An Tag 1, 3 und 5 werden zwei andere Armworkouts ausgeführt als an Tag 2, 4 und 6.

Hinweise:

Zwischen Workout 1 und Workout 2 sollen 4 bis 6 Stunden Pause liegen. Das erste Training sollte vor 12 Uhr ausgeführt werden, das zweite Training muss vor 18 Uhr beendet sein.

Während der 6 Tage musst du viel Protein konsumieren: als Frau 2 g pro Kilogramm Körpergewicht und als Mann 4 g pro Kilogramm Körpergewicht. Je nach Körperfettanteil abends zusätzlich Kohlenhydrate wie Reis, Kartoffeln und Quinoa sowie als Mann unter 10 Prozent Körperfett zusätzlich Maltodextrin im Post-Workout Shake nach jedem Workout trinken und vor 23 Uhr schlafen gehen, um das Beste aus dem Arm-Urlaub herauszuholen.

Viel Erfolg mit der fortgeschrittenen Variante des Arm-Urlaubs!

Den ursprünglichen Arm-Urlaub findest du unter www. YPSI.de/der-ypsi-arm-urlaub/

KNIEBEUGEN-URLAUB AUCH FÜR ANDERE MUSKELGRUPPEN

Ich habe den von dir in deinem Buch »Dein bestes Training« beschriebenen Kniebeugen-Urlaub mit großem Erfolg gemacht. Mein 1RM (1er Wiederholungsmaximum) in der Kniebeuge hat sich von 120 kg auf 145 kg verbessert. Mein Körpergewicht ist um 4 kg gestiegen. Kann ich so einen Urlaub auch für andere Muskelgruppen machen?

Ja, das ist möglich. Für Kniebeugen eignet sich der Urlaub am besten, da diese Übung die höchste Frequenz toleriert. Die zweite Option ist der Arm-Urlaub mit 4 verschiedenen Workouts, die sich alle 2 Tage wiederholen. Die Armmuskeln sind relativ kleine Muskeln und es werden im Vergleich zu Kniebeugen geringere Gewichte bewegt. Insgesamt ist zudem die Belastung für das zentrale Nervensystem geringer und damit die Regeneration schneller. Der Arm-Urlaub wird zu mehr lokalem und weniger globalem Muskelwachstum führen als der Kniebeugen-Urlaub. Für alle anderen Übungen ist der Urlaub nicht ideal. Beim Bankdrücken beispielsweise kann so eine hohe Frequenz schnell zu Schulterproblemen führen oder beim Kreuzheben zu einer Überlastung des unteren Rückens.

Ich empfehle zuerst die Standardvarianten des Kniebeugen-Urlaubs und des Arm-Urlaubs aus den entsprechenden Artikeln, die auf www.ypsi.de zu finden sind. Anschließend kann man die fortgeschrittene Variante trainieren.

Viel Erfolg im Urlaub!

MOBILITY DRILLS VOR DEM TRAINING

Verwendest du Mobility Drills vor dem Training und wenn ja, welche? Wenn nein, was empfiehlst du stattdessen zum Aufwärmen?

Das Warm-up für eine Kraftübung ist immer die Übung selbst mit leichterem Gewicht. Wer beispielsweise bei Kniebeugen mit 40 kg im ersten Arbeitssatz für 10 × 10 startet, macht einen Satz mit 4 bis 6 Wiederholungen nur mit der Stange. Bei höheren Trainingsgewichten werden entsprechend mehr Aufwärmsätze mit progressiver Gewichtssteigerung absolviert. Dadurch werden das zentrale Nervensystem und alle aktiven und passiven Strukturen mit der exakten Bewegung und demselben Tempo auf die spezifische Belastung vorbereitet, welche anschließend folgt. Im Krafttraining macht es Sinn, sich übungsspezifisch aufzuwärmen und nicht unspezifisch/allgemein, da man genau weiß, wie die folgende Belastung aussehen wird. Dies ist bei Sportarten wie z. B. Fußball nicht der Fall; dort treten unvorhersehbare Richtungswechsel und Bewegungen oder Kräfte durch Fremdeinwirkung auf, daher sollte man sich vor solchen Belastungen unspezifisch aufwärmen.

Mobility Drills müssen immer individualisiert werden, da die Defizite bei jedem individuell sind. Im Unterkörper sind meist das Sprunggelenk, der Psoas und der Piriformis häufig limitiert, was die Beweglichkeit angeht. Im Oberkörper sind es Pectoralis major/minor, Latissimus und die Rotatorenmanschette. Meine bevorzugte Methode, um diese Beweglichkeitseinschränkungen effizient zu verbessern, ist das YPSI Tool. Das YPSI Tool ist ein kreditkartengroßes, handgefertigtes Tool aus regionalem Birnenholz zur Optimierung von Flexibilität und Mobilität des Weichgewebes und der Faszie durch verschiedene Massagetechniken. Aufgrund seiner Größe ist es perfekt für die Hosentasche geeignet und so immer direkt beim Training einsatzbereit, ob an sich selbst oder an Kunden und Athleten. Einige der Vorteile des YPSI Tools gegenüber allen anderen Tools sind sein von Natur aus antimikrobielles Material (dreifach geöltes Holz) und die sechs verschiedenen Kanten und sechs verschiedenen Ecken in unterschiedlicher Länge und Dicke, die verschiedenste Einsatzregionen und punktgenauen Effekt ermöglichen.

Um die Technik und die spezifischen Anwendungsgebiete bei den häufigsten Defiziten zur schnellsten und effizientesten Optimierung von Flexibilität und Mobilität mit dem YPSI Tool zu erlernen, bieten wir ein dreistündiges sowie ein zweitägiges YPSI-Tool-Seminar an. Zielgruppe sind Trainierende, Athleten, Personaltrainer, Athletiktrainer, Fitnesstrainer, Sportstudenten und Physiotherapeuten, die einen Einblick in die effiziente Optimierung von Mobilität und Flexibilität im Trainingsalltag bei sich selbst durch verschiedene Techniken mit dem YPSI Tool bekommen möchten.

Viel Erfolg mit dem YPSI Tool!

Unter www.YPSI.de/seminare findest du die aktuellen Veranstaltungen.

EIN STÄRKERER OBERER RÜCKEN

Mein oberer Rücken ist schwach. Ich mache viel Rudern, aber es wird einfach nicht besser. Was kann ich tun, um einen stärkeren oberen Rücken zu entwickeln?

Welche Form des Ruderns hast du ausgeführt? Es macht einen großen Unterschied, ob du das Gewicht zum Bauch oder auf Schulterhöhe ziehst. Die Höhe der Ellenbogen bestimmt, welchen Anteil des Rückens du primär trainierst. Beim Rudern zum Bauch sind die Ellenbogen auf Höhe des Latissimus. Der Latissimus ist ein Innenrotator des Oberarms. Eine übermäßige Entwicklung der Innenrotatoren reduziert die Rekrutierung des oberen Rückens, insbesondere der Scapula- (Schulterblatt-) Retraktoren und -Rotatoren sowie der Außenrotatoren des Humerus (Oberarmknochen).

Die muskuläre Balance zwischen Innenrotatoren, Scapula-Retraktoren und -Rotatoren sowie den Außenrotatoren des Humerus ist entscheidend für optimale Mobilität sowie konstante und nachhaltige Steigerung der Gewichte und Leistungen jeder Oberkörperübung.

Aus diesem Grund bin ich ein großer Fan des Ruderns mit Seil zum Hals am Kabelzug. Oftmals wird diese Übung mit den sogenannten Face Pulls, wo das Seil zum Gesicht gezogen wird, verwechselt. Face Pull sind mechanisch von Nachteil. Aus diesem Grund ziehe ich Rudern mit Seil zum Hals klar vor. Insbesondere bei dieser Übung verwende ich gern verschiedene Griffvarianten für die maximale Rekrutierung der primären Scapula-Retraktoren, der Rhomboiden und des mittleren Teils des Trapezmuskels. Die Kräftigung dieser Muskeln wird sichtbar deinen oberen Rücken entwickeln, die Schulterblätter nach hinten ziehen und so deine Schultern in eine natürlichere und gesündere Position bringen.

Nachfolgend ein vierphasiges 12-Wochen-Trainingsprogramm, das du in deine Oberkörperroutine anstelle deiner bisherigen Rudervarianten integrieren kannst, um deinen oberen Rücken zu stärken:

Eine Phase sind 6 Workouts. Jede Phase wird für 3 Wochen durchgeführt, immer 2 Workouts pro Woche.

Phase 1

Rudern, sitzend, mit Seil zum Hals, proniert, 4 Sätze à 8 bis 12 Wiederholungen, 3011-Tempo, 180 Sek. Pause

Phase 2

Rudern, sitzend, mit Seil zum Hals, 4 Finger nach oben, 4 Sätze à 6 bis 8 Wiederholungen, 3011-Tempo, 180 Sek. Pause

Phase 3

Rudern, sitzend, mit Seil zum Hals, proniert, 4 Sätze à 6 bis 8 Wiederholungen, 3013-Tempo, 180 Sek. Pause

Phase 4

Rudern, stehend, mit Seil zum Hals, 4 Finger nach oben, Fat Gripz, 4 Sätze à 6 bis 8 Wiederholungen, 3011-Tempo, 180 Sek. Pause

Viel Erfolg mit Rudern mit Seil zum Hals!

WELLENFÖRMIGE PERIODISIERUNG

Ich habe eine Frage zum Thema Periodisierung. Ich habe auf deinen Seminaren gelernt, dass du die wellenförmige (engl. undulating) Periodisierung verwendest. Was hältst du von daily undulating Periodisierung? Verwendest du sie?

Bei der wellenförmigen Periodisierung wechseln sich Trainingsphasen mit höherem Volumen und geringerer Intensität mit Trainingsphasen mit niedrigerem Volumen und höherer Intensität ab. In der Regel wechseln die Phasen alle 6 Workouts oder alle 3 bis 4 Wochen.

Bei der *daily undulating*, also der täglichen wellenförmigen Periodisierung, wechseln Volumen und Intensität jedes Workouts. Ein Workout ist beispielsweise 4×12 bis 15, ein Workout 5×6 bis 8 und ein Workout 8×2 bis 4. Ich bin kein Fan dieser Form der Periodisierung und verwende sie nicht. Das Spektrum des Reizes ist zu groß und es findet somit keine optimale Adaption statt. Studien dazu wurden mit Anfängern durchgeführt, was nicht übertragbar auf bereits trainierte Personen ist, da Anfänger bei mehr oder weniger jedem Reiz Fortschritte verzeichnen werden.

Für Fortgeschrittene empfehle ich eine ganz einfache Lösung: es selbst zu testen. Wie steigerst du dich schneller: wenn du das gleiche Workout neunmal pro Monat machst oder wenn du das gleiche Workout dreimal pro Monat machst? Die Frequenz desselben Reizes ist entscheidend für die Adaption an diesen Reiz. Wenn du beispielsweise 9 Stunden im Monat Spanisch lernst, wirst du wesentlich besser in Spanisch werden, als wenn du 3 Stunden Spanisch, 3 Stunden Chinesisch und 3 Stunden Russisch lernst. Ob du Fortschritte bei etwas machst, hängt davon ab, wie viele Stunden du investierst, um in dieser Sache besser zu werden, und wie oft du dich dem Reiz aussetzt. Die breite Streuung des spezifischen Reizes und zu viele verschiedene Reize verhindern bei der täglich wechselnden Periodisierung optimalen Fortschritt.

Viel Erfolg mit der wellenförmigen Periodisierung!

PLATEAU BEIM BANKDRÜCKEN

Mein 1RM im Bankdrücken beträgt 140 kg. Leider komme ich über dieses Plateau seit 3 Monaten nicht hinaus. Der Lockout ist der Knackpunkt. Was kann ich machen, um im Lockout stärker zu werden und das Plateau zu überwinden?

Der Lockout ist das letzte Stück der Streckung der Arme beim Bankdrücken, welches primär vom Trizeps abhängig ist. Wichtig ist es, den Trizeps auch in anderen Drückbewegungen und Winkeln zu trainieren, wo die Brustmuskulatur nicht den Großteil der Arbeit macht. Nachfolgend ein 12-Wochen-Zyklus, mit dem du deinen Trizeps und damit den Lockout stärker machen und das Plateau durchbrechen wirst.

Jede Phase sind 6 Workouts. Jede Phase wird für 3 Wochen durchgeführt, immer 2 Workouts pro Woche.

Phase 1

Langhantel-Nackendrücken, sitzend, breiter Griff*, 6 Sätze à 4 bis 6 Wiederholungen, 4011-Tempo, 180 Sek. Pause

Als Sekundärübung (B-Übung) 30 Grad Kurzhantel-Bankdrücken

Phase 2

Langhantel-Nackendrücken, stehend, schulterbreiter Griff, 6 Sätze à 2 bis 4 Wiederholungen, 4010-Tempo, 180 Sek. Pause

---

*   Zeigefinger am Ring

Als Sekundärübung (B-Übung) 15 Grad Kurzhantel-Bank-drücken

Phase 3

30 Grad Langhantel-Schrägbankdrücken, schulterbreit mit Bändern, 5 Sätze à 5 Wiederholungen, 40x0-Tempo, 180 Sek. Pause

Als Sekundärübung (B-Übung) Kurzhantel-Flachbank-drücken

Phase 4

Langhantel-Flachbankdrücken, schulterbreiter Griff, 6 Sätze à 5, 4, 3, 2, 1, 1 Wiederholungen, 40x0-Tempo, 180 Sek. Pause

Viel Erfolg bei deiner neuen Bestleistung im Bankdrücken!

NEUTRALER GRIFF BEIM KURZHANTELDRÜCKEN

Ich sehe, dass du in deinen Programmen oft empfiehlst, Kurzhantel-Bankdrücken mit neutralem Griff auszuführen. Warum? Warum machen es alle anderen, die ich im Studio sehe, mit proniertem Griff?

Beim Langhantel-Drücken ist der Griff immer proniert, somit übernehmen die meisten Trainierenden diese Griffposition einfach für die Kurzhantel. Ich verwende jedoch primär den neutralen Griff. Und bei fortgeschrittenen Szenarien einen pronierenden Griff, bei dem die konzentrische in der neutralen Position startet und während der Bewegung zur pronierten Handposition rotiert. Den pronierten Griff verwende ich nie.

Die Vorteile des Kurzhantel-Bankdrückens mit neutralem Griff sind:

1. Ein größerer Bewegungsradius als mit proniertem Griff, da die Scheiben der Kurzhantel nicht auf der vorderen Schulter aufliegen. Ein größerer Bewegungsradius bedeutet, dass mehr Muskulatur rekrutiert wird.

2. Mehr Stretch in der gedehnten Position, was nicht nur direkt die Mobilität und indirekt die Stabilität verbessert, sondern auch ein guter Ausgleich zum Langhantel-Drücken ist.

3. Mehr Power. Der neutrale Griff bietet eine natürlichere Ellbogenposition. Der Humerus (Oberarmknochen) steht ca. 40 Grad zum Torso. Aus Studien im Kugelsto-

ßen ist bekannt, das dies der ideale Winkel für maximalen Poweroutput ist.

Drückübungen sind, als würdest du etwas wegdrücken oder wegstoßen. Führe einen Selbsttest durch: Mache eine horizontale Drückbewegung mit Ellbogen über, auf und unter Schulterhöhe. Keiner käme auf die Idee, ein liegen gebliebenes Auto mit den Ellenbogen über den Schultern oder auf Schulterhöhe anzuschieben. Die natürlichste Bewegung ist immer mit den Ellbogen innen und dem Humerus ca. 40 Grad zum Torso.

Viel Erfolg beim Kurzhantel-Bankdrücken mit neutralem Griff!

KNIEBEUGEN ZUR STÄRKUNG DER POSTERIOR CHAIN

In deinem Buch »Dein bestes Training« empfiehlst du die tiefe Kniebeuge unter anderem zur Steigerung der Sprung- und Sprintschnelligkeit, da hier die »Posterior Chain« optimal trainiert wird. Eine tiefe Kniebeuge (High Bar) stärkt doch mehr den Quadrizeps im Vergleich zum Beinbeuger und Gluteus und eine hüftdominante Kniebeuge bis zur parallelen (Low Bar) mehr den Beinbeuger und Gluteus, richtig?

Das ist in Relation gesehen richtig. Prozentual ist der Unterschied zwischen der Aktivierung des Quadrizeps und der hinteren Muskelkette (engl. *posterior chain*) groß. Absolut fällt der Unterschied allerdings kleiner aus. Bei einer Low-Bar-Kniebeuge bis zur parallelen, wie im Powerlifting üblich, wird primär die hintere Kette rekrutiert, da dies mechanisch von Vorteil ist, wenn es nur darum geht, maximale Lasten zu bewegen. Bei einer tiefen High-Bar-Kniebeuge, wie im Gewichtheben üblich, trainierst du die hintere und die vordere Kette gemeinsam. Mechanisch ist dies von Nachteil, was bedeutet, dass du geringere Lasten bewegen kannst. Jedoch ist es von Vorteil für Mobilität, Stabilität und muskuläre Balance. Es finden Kniestreckung und Hüftstreckung über einen sehr großen Bewegungsradius statt. Dieser große Bewegungsradius schafft muskuläre Balance, die eine wichtige Basis ist, um Verletzungen vorzubeugen und damit konstanten und nachhaltigen Fortschritt zu ermöglichen. Denn es gibt wenige Faktoren, die den Trainingsfortschritt so sehr verringern wie eine Verletzung.

Eine der Sportarten mit dem geringsten Verletzungsrisiko ist Gewichtheben. Essenzieller Bestandteil des Trainings von Gewichthebern sind tiefe High-Bar-Kniebeugen. Hast du schon mal einen Gewichtheber ohne stark entwickelten Beinbizeps, Gesäß und unteren Rücken gesehen?

Zudem trainiert man bei einer vollen Kniebeuge (High Bar) die hintere Kette über einen größeren Bewegungsbereich und erhöht auf diesem Weg die muskuläre Balance der hinteren Kette mit der vorderen Kette noch weiter. Dies senkt nicht nur das Verletzungsrisiko und steigert das Progressionspotenzial, sondern verbessert ebenfalls den Vertical Jump (Vertikalsprung), der auch direkt mit Sprintschnelligkeit über 0 bis 30 m korreliert.

Bestes Beispiel aus der realen Welt: Gewichtheber haben unabhängig von der Gewichtsklasse von allen Sportarten eine der höchsten Vertical-Jump-Leistungen.

Viel Erfolg bei der Steigerung der Sprintschnelligkeit durch tiefe Kniebeugen!

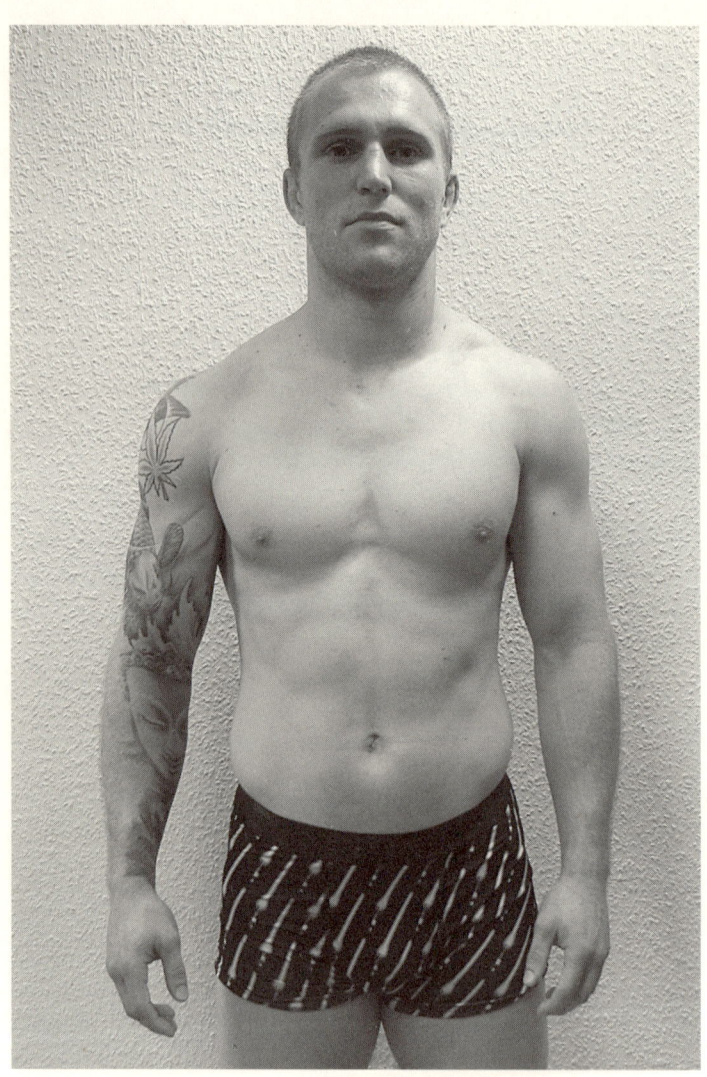

Peter Böhm kam nach einer langen Verletzungspause für die letzten 15 Wochen vor seinem dritten Pro Kampf im MMA ins YPSI, um körperlich in Topform zukommen. Den Kampf bei We love MMA in der ausverkauften Carl Benz Arena in Stuttgart am 24.September beendete er dann direkt nach 38 s der ersten Runde durch Submission. Auf dem Weg zu diesem Sieg kam Peter alle 3 Wochen für

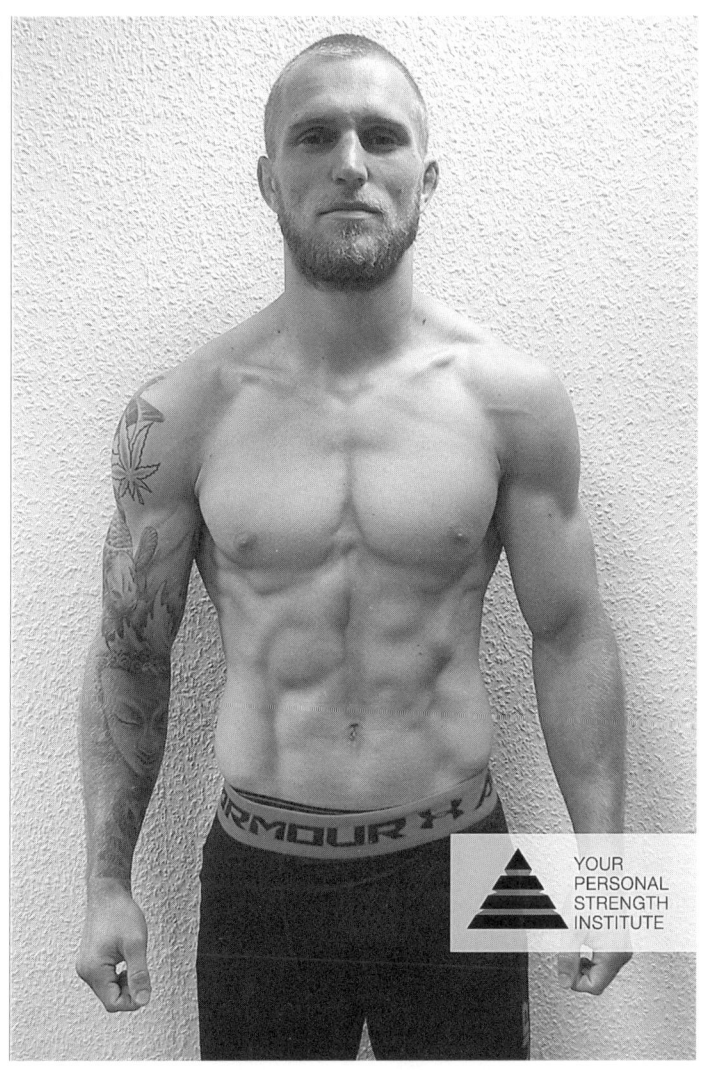

YOUR
PERSONAL
STRENGTH
INSTITUTE

einen Checkup & die Hautfaltenmessung aus Augsburg ins YPSI nach Stuttgart, um sein Krafttraining und seine Ernährung & Supplements zu optimieren. Mit großen Erfolg. Er hat seinen Körperfettanteil von 13,9 % auf 4,5 % reduziert und hat am Kampftag on point mit 66 kg als Federgewicht eingewogen.

KLIMMZUG LERNEN

Du verwendest oft Klimmzüge in den Programmen. Leider kann ich noch keine. Ich habe es mit Klimmzügen mit Bändern und auch mit der Latzugmaschine versucht. Das hat mich aber nicht groß weitergebracht. Hast du einen Tipp, wie ich es schaffe, Klimmzüge zu machen?

Der Klimmzug setzt schon etwas mehr Kraft in Rücken und Armen und ein nicht zu hohes Körpergewicht in Relation zu deiner Kraft voraus. Vor allem Frauen tun sich oft schwer mit dem Klimmzug.

Ich empfehle weder Bänder, Latzug- oder Klimmzugmaschinen, um einen Klimmzug zu erlernen. Diese drei Methoden führen nur sehr langsam zum Erfolg. Die Bänder verändern die Widerstandskurve entgegensetzt der Kraftkurve des Klimmzugs. Sie unterstützen dich im unteren Bereich des Klimmzugs, in dem du mechanisch am stärksten bist – und nicht im mechanisch schwächeren, oberen Teil des Klimmzugs. Bänder reduzieren somit den Trainingseffekt. Klimmzugmaschinen geben dem Körper durch ihre Knie- oder Fußpolster Stabilität und nehmen ihm so viel Arbeit ab. Somit ist auch hier der Trainingseffekt reduziert. Beim Latzug ziehst du im Sitzen einen Gewichtsstapel hoch und die Stange zu deiner Brust statt dein Körpergewicht frei hängend hoch zur Stange zu ziehen – das ist neurologisch ein großer Unterschied, der ebenfalls zu einem geringeren Trainingseffekt führt.

Der erfolgreichste und schnellste Weg, um einen Klimmzug zu lernen, ist:

1. Stell eine Bank vor die Klimmzugstange, steig nach oben und greife den engen, neutralen/parallelen Griff.

Lass dir alternativ von deinem Trainingspartner/ Trainer bei der konzentrischen Phase – dem Weg nach oben – helfen. Nach oben springen empfehle ich nicht, da die Kontrolle in der obersten Position meist verloren geht. Die Startposition bei dieser Variante ist oben. Versuche, dich 30 Sekunden lang gleichmäßig abzulassen. Das ist das Ziel. Wenn du dich an Tag 1 nur 5 Sekunden lang ablassen kannst, ist das in Ordnung. In dem Fall hast du ein gutes Potenzial zur Steigerung. Steigere die Zeit jedes Training. Bis auf 30 Sekunden.

2. Sobald du dich für einen Satz 30 Sekunden lang ablassen kannst, nutze Zusatzgewicht beim Ablassen – mit einer Kurzhantel zwischen den Beinen oder Scheiben in einem Gürtel. Steigere dich mit dem Zusatzgewicht wieder auf 30 Sekunden gleichmäßiges Ablassen. Sobald 30 Sekunden geschafft sind, erhöhe wieder das Gewicht. Erhöhe das Gewicht, bis du circa 10 Prozent deines Körpergewichts als Zusatzgewicht 30 Sekunden ablassen kannst. Dann schaffst du einen Klimmzug.

3. Sobald ein Klimmzug klappt, mach mit einem 5010-Tempo weiter, und zwar so viele Wiederholungen, wie du schaffst. Zu Beginn ist das eine plus zwei exzentrische Wiederholungen – diesmal mit 5 Sekunden statt 30 Sekunden Ablassen.

Das ist der schnellste und effizienteste Weg, den ersten und mehrere Klimmzüge zu lernen.

Bonus-Tipp: Variiere alle 6 Trainingseinheiten den Griff bei den Klimmzügen. Starte immer mit einem engen, neutralen Griff. Wechsle dann zu einem supinierten, schulterbreiten Griff. Und dann je nach Fortschritt zu einem pronierten, schulterbreiten Griff oder zurück zum engen, neutralen Griff. Mach 4 bis 5 Sätze zweimal pro Woche.

Viel Erfolg beim Erlernen des Klimmzugs! Den ersten wirst du nie vergessen...

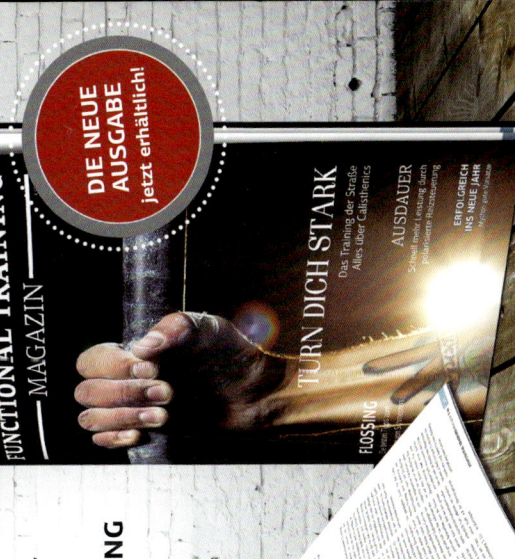

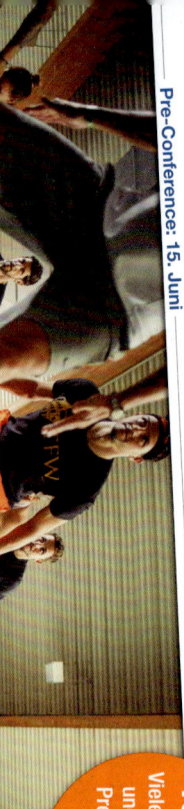

FUNCTIONAL TRAINING SUMMIT

— Pre-Conference: 15. Juni

16.–18. Juni 2017 in München

10. SUMMIT

Viele Überraschungen und ein einmaliger Preis von 299,00 € (Kick-off Preis)

DER SUMMIT

München macht sich bereit für den 10. Summit. Werde Teil des größten Functional Training Events Europas, profitiere vom Wissen unserer Top-Referenten und erlebe unsere einmalige Community in München.

DIE EXPERTEN

Lerne von international renommierten Experten wie Mark Verstegen, Dr. Kelly Starrett, Jill Miller, Steve Cotter, Eberhard Schlömmer, Kevin Carr, Patrick Meinart, Wolfgang Unsöld und vielen mehr.

DIE NEUSTEN ERKENNTNISSE

Weil Wissen wirkt. Erfahre alles über die jüngsten Entwicklungen aus den Bereichen Functional Training, Mobility, Movement, Faszien, Athletiktraining und vielen weiteren Bereichen der Trainingswissenschaft.

Wolfgang Unsöld

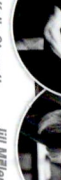

Mark Verstegen

Dr. Kelly Starrett

Jill Miller

Steve Cotter

u.v.m.

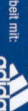
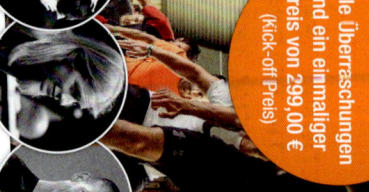

INTERVALLTRAINING AUF NÜCHTERNEN MAGEN

Du empfiehlst Intervalltraining und beschreibst es in deinem Buch »Dein bestes Training«. Kann man das auch morgens auf nüchternen Magen machen? Wäre das nicht von Vorteil?

Intervalltraining auf nüchternen Magen ist eine gute Methode, um Fortschritte zu verschenken. Somit lautet meine Antwort ganz klar: Nein. Morgens nach dem Aufwachen ist der Tiefpunkt unseres Blutzuckerspiegels erreicht. Die primäre Energiequelle beim Intervalltraining sind Kohlenhydrate bzw. das Muskelglykogen. Beim Intervalltraining sinkt dein Blutzuckerspiegel somit weiter ab. So kommt es beim Training auf nüchternen Magen zu einer milden bis starken Hypoglykämie oder Unterzuckerung, teilweise sogar zu dem sogenannten Hungerast. Diese Blutzuckerschwankung am Morgen ist schwer wieder in den Griff zu bekommen. Sie zieht sich durch den Tag. Die Folge sind Schwankungen der körperlichen und kognitiven Leistungsfähigkeit und ein Anstieg des Körperfetts im Hüft- und Bauchbereich.

Mein Rat ist es, deinen Blutzuckerspiegel durch die Aufnahme von Protein und gesunden Fetten zum Frühstück zu stabilisieren, wie ich es auch im Buch empfehle. Wenn jemand morgens Intervalltraining machen muss, da es zeitlich nicht anders möglich ist, ist das Minimalfrühstück eine Handvoll Nüsse oder Kerne.

Viel Erfolg beim Intervalltraining!

AUF EINEN SCHWEREN SATZ STEIGERN

Ich habe einige deiner Artikel gelesen und dann drei Trainings-programme von einem Trainer bekommen, den ich über die YPSI-Trainer-Suche gefunden habe. Mit dem Ergebnis bin ich insgesamt sehr zufrieden. Im Nachhinein kam bei mir noch eine Frage auf. Bei den meisten Übungen dieser Trainingsprogram-me steht oben ein Vermerk, dass ich auf einen schweren Satz steigern soll. Kannst du mir erklären, was damit gemeint ist und welche Vorteile das auf »einen schweren Satz steigern« hat?

Sicher. Das Steigern des Gewichts auf einen schweren Ar-beitssatz ist eine Form der Mikroperiodisierung, die ich sehr häufig mit meinen Kunden verwende und den Trai-nern bei Seminaren empfehle. Warum?

Zuerst ein Beispiel anhand von Kniebeugen mit 5 × 6 bis 8 Wiederholungen, bei denen du dich nach dem Aufwär-men auf einen schweren Trainingssatz steigerst.

Aufwärmsatz 1: 40 kg × 5 Wiederholungen

Aufwärmsatz 2: 60 kg × 3 Wiederholungen

Satz 1: 70 kg × 8 Wiederholungen

Satz 2: 75 kg × 8 Wiederholungen

Satz 3: 80 kg × 7 Wiederholungen

Satz 4: 85 kg × 6 Wiederholungen

Satz 5: 90 kg × 6 Wiederholungen

Diese Methode hat folgende Vorteile:

1. Die Steigerung des Gewichts von Satz zu Satz hat einen potenzierenden Effekt auf das Nervensystem und erlaubt am Ende die Verwendung höherer Gewichte.

2. Das Gewicht im schwersten Satz ist höher, als wenn du mit einem etwas leichteren, identischen Gewicht alle Sätze gemacht hättest, nämlich durch den potenzierenden Effekt auf das Nervensystem, welches genau genommen fortgeschrittene Aufwärmsätze sind. Dieser schwerere schwerste Satz erhöht den Trainingseffekt und damit den Fortschritt.

3. Anfänger bauen Vertrauen auf und können sich so an höhere Gewichte, unterhalb von 6 Wiederholungen mit guter Technik, heranarbeiten.

4. Es lässt sich gut absehen, welches Gewicht das optimale für den entsprechenden Wiederholungsbereich ist. So kannst du je nach Tagesform während der ersten Sätze absehen, ob du dich heute um 7,5 kg oder nur um 2,5 kg steigerst.

5. Wenn du diese Methode benutzt, sparst du Zeit beim Aufwärmen, da du mit einem geringeren Trainingsgewicht startest.

Krafttraining ist immer ein Training des Nervensystems! Der Muskel kann sich selbst nicht kontrahieren, er wird durch das Gehirn und das Nervensystem angesteuert. Wird dieser Prozess optimiert, wirst du stärker und hast mehr Potenzial für Muskelaufbau.

Viel Erfolg beim Steigern auf einen schweren Satz!

KRAFTTRAINING FÜR SCHNELLERE SPRINTS

Was sind die besten Übungen im Krafttraining für schnellere Sprints?

Krafttraining ist sehr wichtig für die Sprintleistung, insbesondere für Sprints auf 0 bis 30 m, wo die Beschleunigung entscheidend ist. Es gibt viele Gewichtheber, Strongmen und Leichtathleten aus den Wurfdisziplinen, die aufgrund ihrer Maximalkraft im Start – insbesondere bei 0–5 m – schneller sind als Sprinter.

Ab 30 Meter ist die Lauftechnik entscheidender. Insbesondere in Teamsportarten, in denen über 95 Prozent der Sprintdistanzen unter 30 m liegen, hat somit Kraft einen entscheidenden Effekt auf die Sprintgeschwindigkeit. Genau genommen hat Power/Explosivität einen entscheidenden Effekt; Power = Kraft/Zeit, also die Fähigkeit, eine möglichst hohe Kraft in kürzester Zeit zu entwickeln. Umgangssprachlich sagt man dazu Beschleunigung.

Die Basis für Power ist Maximalkraft. Ohne Maximalkraft gibt es keine Power. Die besten Indikatoren für sprintspezifische Maximalkraft sind Kniebeugen und Frontkniebeugen. Ich ziehe diese beiden Übungen dem Kreuzheben vor, da für die beiden Kniebeugenvarianten ein größeres Maß an Mobilität und muskulärer Balance notwendig ist, was nicht nur aus verletzungsprophylaktischer Sicht entscheidend ist. Ich habe in den vergangenen Jahren mit mehreren Sprintern gearbeitet. Unter anderem mit Sven Knipphals, der bei den Europameisterschaften 2016 in Amsterdam mit der 100-m-Staffel die Bronzemedaille gewonnen hat und bei 89 kg Körpergewicht in Topform

Langhantel-Kniebeugen mit 200 kg macht und bei einem Weitsprung aus dem Stand 3,45 m schafft.

Neben den Kniebeugenvarianten als Indikator für Maximalkraft ist es der Power Clean als Indikator für die Fähigkeit der hinteren Muskelkette (Erector spinae, Glutaeus, Beinbizeps), gegen Widerstand zu beschleunigen. Der Power Clean, auf deutsch »Umsetzen in den Stand«, ist eine Übung bei der eine Langhantel vom Boden angehoben und ab Oberschenkelhöhe durch eine explosive Hüftstreckung beschleunigt wird, während der Athlet leicht unter die Stange taucht und wie bei einer Frontkniebeuge die Hantelstange auf seinen Schultern abfängt und sich dann aufrichtet.

Dies sind meine Top-Indikatoren unter den Kraftübungen, was Sprintgeschwindigkeit von 0 bis 30 Meter angeht.

Viel Erfolg bei der Steigerung der Sprintgeschwindigkeit durch Krafttraining!

MEHR OBERSCHENKEL

Ich will dickere Oberschenkel. Was ist dein bester Tipp für mehr Hypertrophie des Quadrizeps?

Der Quadrizeps ist der Muskel im Körper, der erfahrungsgemäß das höchste Level an Volumen und das breiteste Spektrum an Wiederholungen toleriert und benötigt. Es ist möglich, den Quadrizeps mit 1 bis 25 Wiederholungen zum Wachsen zu bringen. Wenn du dein 1RM bei der Kniebeuge von 130 kg auf 160 kg verbesserst, wird dein Quadrizeps wachsen. Ebenso kannst du ihn auch mit der Steigerung des 25RM der Kniebeuge hypertrophieren.

Zudem eignen sich Maschinen ausgezeichnet für die Quadrizeps-Hypertrophie, da sie den unteren Rücken aus dem Spiel nehmen und dieser so nicht der limitierende Faktor ist, wie es unter anderem bei Kniebeugen der Fall ist.

Zum Beispiel ist es möglich, in einem Workout 25 Sätze an der Beinpresse zu absolvieren. 25 Sätze Kniebeugen wirst du nicht mit guter Technik schaffen, da auf halbem Weg der untere Rücken dichtmacht und das Verletzungsrisiko drastisch ansteigt.

Auf ein Beispieltrainingsprogramm mit 25 Sätzen Beinpresse bin ich schon in »Dein bestes Training« eingegangen.

Ein weiteres Satz-/Wiederholungsschema, das primär nur für den Quadrizeps ausgezeichnete Fortschritte bringt, ist 6-12-25. Ein ganzheitliches Konzept, das von Fred Hatfield popularisiert wurde.

Ein 6-12-25 Programm für den Quadrizeps:

A1 Langhantel-Kniebeugen, 4 Sätze à 4 bis 6 Wiederholungen, 5010-Tempo, 15 Sek. Pause

A2 Langhantel-Kniebeugen, Fersen erhöht, 4 Sätze à 10 bis 12 Wiederholungen, 4010-Tempo, 15 Sek. Pause

A3 45 Grad Beinpresse, 4 Sätze à 20 bis 25 Wiederholungen, 2010-Tempo, 180 Sek. Pause

B1 Beincurl, liegend, Zehen anziehen und neutral, 3 Sätze à 6 bis 8 Wiederholungen, 4010-Tempo, 90 Sek. Pause

B2 45 Grad Backextension, Kurzhantel vor der Brust, 3 Sätze à 8 bis 12 Wiederholungen, 2012-Tempo, 90 Sek. Pause

Und anschließend wie John Wayne nach Hause laufen – viel Spaß!

INTERVALLTRAINING UND KRAFTDREIKAMPF

*Ich trainiere viermal pro Woche schwer im Kraftdreikampf-
(KDK-) Stil, würde gern für den Fettabbau Intervalltraining
einbauen, OHNE an Leistung einzubüßen. Wann sollte ich
Intervalltraining (IT) betreiben?*

Du kannst das IT 4 bis 6 Stunden oder einen Tag nach dem
Beintraining ausführen. Trainiere maximal zweimal pro
Woche Intervalle als Ergänzung zu deinem KDK-Training.
Beim KDK-Training sollte das IT nicht als Teil des Kraft-
trainings ausgeführt werden. Denn durch die metabole
Belastung am Ende des Trainings durch das IT wird die
Anpassung an den neuralen Stimulus des Haupttrainings
reduziert.

Im IT solltest du maximal 6 Einheiten mit den gleichen In-
tervallen trainieren und dann die Intervalle rotieren. Bei
jeder Einheit sollte mindestens ein Parameter geändert
werden, zum Beispiel eine kürzere Pause, mehr Intervalle
insgesamt und so weiter.

Hier ein Beispiel für KDK-spezifisches IT für jemanden,
der schon IT-/Sprint-Erfahrung hat:

A 6 Sprints à 30 m, 120 Sek. Pause

B 4 Sprints à 60 m, 180 Sek. Pause

C 1 Sprint à 100m

Bei jedem Training die Zeiten dokumentieren und wie bei
jeder Krafttrainingseinheit verbessern.

Mindestens 6 Wochen vor dem Wettkampf solltest du die Sprints cutten und dich auf die Hauptübungen des KDK konzentrieren. Die Sprints/IT sind primär ein Tool für Conditioning und zu unspezifisch zur Steigerung der Hauptübungen unmittelbar vor einem KDK-Wettkampf, wo die Kraftleistung in drei spezifischen Übungen entscheidend ist. Fitness ist spezifisch. Je spezifischer die Anforderung eines Sports, desto spezifischer muss das Training in den Wochen direkt vor dem Wettkampf gestaltet werden.

Viel Erfolg mit dem Intervalltraining in der Off-Season!

TIEFE KNIEBEUGEN IM POWERLIFTING

Sollten Powerlifter tiefe Kniebeugen machen? Wie viel Prozent der Zeit zum Beispiel sollte ein Powerlifter wirklich die Übung mit Powerlifting-Technik ausführen, wenn strukturelle Balance der Fokus ist bzw. Langlebigkeit?

Ja, Powerlifter sollten tiefe Kniebeugen für die Variation und die muskuläre Balance ausführen. Während der Powerlifting Squat entscheidend und die effizienteste Lösung für Kraftdreikampf/Powerlifting-Wettkampf ist, ist er jedoch ungeeignet, um ihn das ganze Jahr zu verwenden. Dadurch entstehen unter anderem Mobilitätsverlust und ein Overload des unteren Rückens.

Anfang 2016 hielt ich einen Vortrag bei einer Konferenz auf Hawaii. Ed Coan, der erfolgreichste Powerlifter in der Geschichte, gab ebenfalls auf dieser Konferenz einen Vortrag. Ich verbrachte vier Tage mit ihm und hatte einige der besten Gespräche über Krafttraining, die ich jemals geführt habe. Seine Bestleistung im PL Squat beträgt 1019 lbs (462 kg), seine Bestleistung im Kreuzheben 409 kg bei 99 kg Körpergewicht, und 18-mal in seiner Karriere hat er Kniebeugen mit über 1000 lbs (454 kg) gemacht. Er absolvierte zweimal pro Jahr einen Wettkampf. In der Off-Season trainierte er ausschließlich die High-Bar-Kniebeuge, da dies seine schwächere Variante war und er das schwächste Glied der Kette stärken wollte. Erst in den 12 Wochen vor dem Wettkampf, in denen er sich vorbereitete, hat er die Powerlifting spezifische Low-Bar-Kniebeuge gemacht.

Die beiden Techniken, der Low Bar Squat, den ich Power Squat nenne, und der High Bar Squat, den ich als Olympische Kniebeuge bezeichne, unterscheiden sich folgendermaßen voneinander:

Power Squat (Low Bar)

- Du platzierst die Hantel niedrig auf deinem Rücken, damit sie auf dem mittleren Trapez und der hinteren Schulter ruht.

- Du verwendest einen breiteren Griff.

- Du nimmst die Ellbogen hinter die Hantel.

- Du initiierst das Ablassen der Hantel, indem du die Hüfte nach hinten schiebst.

- Du lässt die ganze Zeit deine Knie direkt über den Sprunggelenken.

- Du senkst die Hantel so lange ab, bis deine Oberschenkel parallel zum Boden oder leicht darunter sind.

- Du bringst das Gewicht wieder nach oben, indem du primär die Hüfte streckst.

Olympische Kniebeuge (High Bar)

- Du platzierst die Hantel hoch auf deinem Rücken, damit sie auf dem oberen Trapez ruht.

- Du verwendest einen engen Griff.

- Du hältst deine Ellbogen die ganze Zeit unter der Hantel.

- Du initiierst das Ablassen der Hantel, indem du deine Knie nach vorne schiebst.

- Du schiebst deine Knie vor die Zehenspitzen.

- Du senkst die Hantel so lange, bis deine hinteren Oberschenkel deine Waden komplett bedecken.

- Du bringst das Gewicht wieder nach oben, indem du die Knie und die Hüfte streckst.

Die Vorteile des Power Squat sind die höheren Lasten, die mit ihm bewegt werden können, was ihn zur ersten Wahl für Strongman- und Powerlifting-Wettkämpfe macht. Zudem ist er einfacher zu erlernen, da besonders Anfänger oftmals zu wenig Mobilität und muskuläre Balance aufweisen, die für die Olympische Kniebeuge nötig sind.

Die Vorteile der Olympischen Kniebeuge sind die erhöhte Rekrutierung des Vastus medialis, die Verbesserung und der Erhalt von Mobilität sowie die Verbesserung und der Erhalt der muskulären Balance.

Fazit: Beide Variationen des Squat haben ihre Vorteile. Ich würde einem Powerlifter raten, ebenso wie Ed Coan den Großteil der Zeit die Olympische Kniebeuge zu trainieren und nur in der Wettkampfvorbereitung auf den spezifischeren Power Squat zu wechseln. In erster Linie wegen der Vorteile in Bezug auf die muskuläre Balance und die Mobilität, welche die Basis für funktionale und nachhaltige Fortschritte beim Krafttraining darstellen.

Viel Erfolg im Powerlifting mit der Rotation der Kniebeuge-Variante!

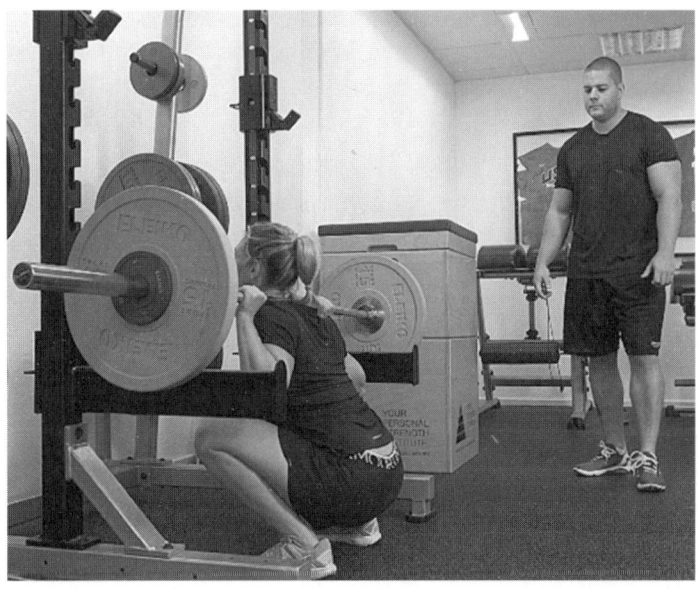

Ju-Jutsu-Weltmeisterin Romy Korn beim Training im YPSI in Vorbereitung auf die Ju-Jutsu WM 2014 in Paris, bei der sie ihre Karriere mit dem Gewinn der Weltmeisterschaft gekrönt hat.

DIE INNENSEITE DER WADEN TRAINIEREN

Kann man die Innenseite der Waden speziell trainieren? Die sind bei mir etwas zurückgeblieben.

Die Waden der meisten Trainierenden würden wachsen, wenn man ihnen so viel Zeit widmen würde wie Bizeps und Brust. 3 Sätze am Ende eines Trainings reichen nicht aus.

Die Waden tolerieren ein sehr hohes Volumen. Wenn deine Waden zu klein sind, trainiere zweimal pro Woche 45 bis 60 Minuten deine Waden. Der Wiederholungsbereich sollte zwischen 6 und 25 Wiederholungen liegen: viel Zeit in der gedehnten Position (Fersen unten) verbringen und in der vollen Kontraktion (auf den Fußspitzen halten) arbeiten. Da die Waden aus zwei Muskeln bestehen, sollten die Übungsgruppen variieren. Bei Übungen mit gestrecktem Kniegelenk wird primär der Gastrocnemius aktiviert, während mit gebeugtem Knie der Soleus den Großteil der Arbeit verrichtet, der nicht über das Kniegelenk verläuft.

Hier ein Beispielplan für zwei Phasen:

Jede Phase sind 6 Workouts. Jede Phase wird für 3 Wochen durchgeführt, immer 2 Workouts pro Woche.

Phase 1

A Wadenheben, stehend, schulterbreit, neutral, 6 Sätze à 6 bis 8 Wiederholungen, 2210-Tempo, 120 Sek. Pause

B Wadenheben, sitzend, schulterbreit, neutral, 4 Sätze à 8 bis 12 Wiederholungen, 2210-Tempo, 120 Sek. Pause

C Wadenheben, stehend, schulterbreit, neutral, 3 Sätze à 3 bis 5 Wiederholungen, 2810-Tempo, 120 Sek. Pause

Phase 2

A Wadenheben, stehend, breit, nach außen, 6 Sätze à 4 bis 6 Wiederholungen, 2212-Tempo, 120 Sek. Pause

B Wadenheben an der 45-Grad-Beinpresse, schulterbreit, neutral, 4 Sätze à 8 bis 12 Wiederholungen, 2110-Tempo, 120 Sek. Pause

C Wadenheben, stehend, eng, neutral, 3 Sätze à 2 bis 4 Wiederholungen, 2016-Tempo, 120 Sek. Pause

Viel Erfolg beim Wadentraining!

VERSCHIEDENE WIEDERHOLUNGSBEREICHE IN EINEM WORKOUT

Was hältst du davon, Übungen mit 8 Sätzen à 3 Wiederholungen, 3 Sätze à 10 Wiederholungen und 2 Sätze à 25 Wiederholungen in einem Workout zu machen? Ist es zu viel?

Das Spektrum der Reize ist zu hoch und geht von Relativkraft bis zu Kraftausdauer. Damit verwirrst du deinen Körper sozusagen. Eine Adaption geschieht spezifisch an einen Reiz und fällt größer aus, wenn der Reiz spezifischer ist. Es ist, wie wenn du eine neue Sprache lernen willst. Wo ist die Adaption eine größere? Wenn du viermal pro Woche eine Stunde nur Französisch lernst oder wenn du viermal je 20 Minuten Französisch, Mandarin und Griechisch pro Woche lernst?

Ein Programm sollte eine fest definierte Adaption verfolgen, also ein Ziel. Pro Phase wird ein Ziel verfolgt. Beispielsweise ist das Ziel in Phase 1, die Technik und das Gewicht für 6 Sätze à 6 bis 8 Wiederholungen beim Kurzhantel-Bankdrücken zu verbessern und so Muskelmasse durch höheres Volumen aufzubauen. In der nächsten Phase ist das Ziel die Steigerung des 3RM beim Kurzhantel-Bankdrücken und somit mehr eine Adaption in Form von erhöhter Relativkraft und funktioneller Hypertrophie. (Eine Ausnahme für dieses Prinzip ist der Quadrizeps, der auf ein breit gefächertes Wiederholungsschema wie 6-12-25 gut reagiert, sich jedoch primär an den metabolen Reiz des sehr hohen Volumens anpasst.)

Alle 6 Workouts wechselt die Trainingsphase und es folgt die nächste Phase mit einem neuen Ziel. Nachfolgend ein Beispiel anhand von 4 Phasen:

Jede Phase sind 6 Workouts. Jede Phase wird für 3 Wochen durchgeführt, immer 2 Workouts pro Woche.

Phase 1

10 Sätze à 10 Wiederholungen

Phase 2

6 Sätze à 4 bis 6 Wiederholungen

Phase 3

Die 6-12-25-Methode

Phase 4

8 Sätze à 3 bis 5 Wiederholungen

Wenn jede Phase alle Ziele verfolgt, wirst du keines der Ziele wirklich erreichen und du wirst von Phase zu Phase Probleme haben, neue Reize zu setzen. Qualität des Reizes geht vor Reizüberflutung.

Viel Erfolg mit der Periodisierung der Satz-Wiederholungs-Schemata!

LANGHANTEL-KREUZHEBEN VOM PODIUM MIT BREITEM GRIFF

Ich lese regelmäßig, dass Langhantel-Kreuzheben vom Podium mit breitem Griff die beste Übung ist, um Muskelmasse und Kraft aufzubauen. Was sagst du dazu?

In der perfekten Welt ja. In der realen Welt leider nicht. Die individuelle Mobilität, basierend auf der Biomechanik einer Person, bestimmt den Einzelfall. Die Hüft- und Knöchelmobilität muss ausgezeichnet sein, um in die unterste Position Langhantel-Kreuzheben vom Podium mit breitem Griff zu gelangen, und die entsprechende individuelle Mechanik muss vorhanden sein. Hast du zum Beispiel kurze Arme und einen langen Torso, dann ist das keine Übung, die du sauber ausführen können wirst. Hast du hingegen lange Arme und einen kurzen Torso, wirst du sie höchstwahrscheinlich ausführen können.

Wenn sich jemand in die Startposition des Langhantel-Kreuzhebens vom Podium mit breitem Griff begeben und dort eine neutrale Rückenposition bei der Initiierung der Wiederholung beibehalten kann, kann er diese Übung machen. Das war an Tag 1 bei fast keinem Kunden und Athleten, mit denen ich bisher gearbeitet habe, der Fall. Bei Fortgeschrittenen ist es meist die individuelle Biomechanik, die limitiert. Diese muss der Trainer individuell beurteilen und kann gegebenenfalls auf Langhantel-Kreuzheben vom Podium mit schulterbreitem Griff oder Langhantel-Kreuzheben vom Boden mit breitem Griff wechseln, wenn die Mobilität vorhanden ist – je nach Status und Ziel des Trainierenden.

Kreuzheben – vor allem in fortgeschrittenen Varianten – ist ein weiteres Beispiel einer Übung, die nicht über das Internet gelehrt werden kann. Ein Assessment des Trainers und persönliches Coaching sind entscheidend.

Fazit: Langhantel-Kreuzheben vom Podium mit breitem Griff ist eine sehr fortgeschrittene Übung, da neben der Mobilität und individuellen Biomechanik die muskuläre Balance, insbesondere der Erector spinae von Schädel bis Steißbein, vorhanden sein muss, um die Position zu halten und die Übung sauber ausführen zu können.

Viel Erfolg mit Langhantel-Kreuzheben vom Podium mit breitem Griff!

ÜBUNGEN MIT KETTEN ODER BÄNDERN

Ich habe auf YouTube Videos von euch gesehen, die zeigen, wie Kniebeugen mit Ketten oder Bändern ausgeführt werden, die außerhalb der Scheiben an der Stange befestigt sind. Wofür ist das gut, welchen Effekt hat es?

Der Gebrauch von Ketten und Gummibändern im Krafttraining wurde in den neunziger Jahren von Louie Simmons (Westside Barbell, Ohio) unter dem Begriff »accommodating resistance« (dt. angepasster Widerstand) popularisiert. Ketten und Bänder beeinflussen die Widerstandskurve und passen diese im Idealfall der Kraftkurve an. Zur Erklärung:

Widerstandskurve: Diese Kurve bestimmt, wie sich der Widerstand während der konzentrischen Phase der Wiederholung verändert. Die Widerstandskurve kann ansteigend (Schrägbank-Curls), absteigend (Scott-Curls) oder gleichmäßig (stehende Curls) sein.

Kraftkurve: Diese Kurve bestimmt, wie sich das Kraftlevel während der konzentrischen Phase der Wiederholung verändert. Die Kraftkurve kann ansteigend (Kniebeugen und Bankdrücken), absteigend (Klimmzüge) oder glockenförmig (stehende Curls) sein.

Ketten und Bänder sind ausgezeichnet für Übungen mit einer ansteigenden Kraftkurve wie Bankdrücken, Kniebeugen und Kreuzheben, um die Widerstandskurve so zu verändern, dass sie ebenfalls ansteigt. Beispiel: Kniebeugen haben eine ansteigende Kraftkurve, das heißt, im oberen Teil ist man stärker als im unteren. Hängt man an die beiden Enden der Langhantel nun Ketten, die bis zum Boden reichen, so ändert sich die Widerstandskurve zu einer ansteigenden. Je weiter man die Langhantel anhebt, desto mehr Glieder der Ketten heben sich vom Boden ab – das Gewicht wird schwerer und es erhöht sich der Widerstand. Im Umkehrschluss wäre der klassische Gebrauch von Ketten (Ketten berühren den Boden) oder Bändern bei Übungen mit abnehmender Kraftkurve wie Curls und Rudern übrigens kontraproduktiv – die Muskeln würden so über einen kleineren Teil des Bewegungsradius überlastet, und somit würde der Trainingseffekt abnehmen.

Der Unterschied zwischen Ketten und Bändern besteht darin, dass Ketten eine graduelle (gleichmäßige) Gewichtsveränderung bewirken, während Bänder eine exponentielle (zunehmende) Gewichtsveränderung bewirken.

Das Training mit Ketten ist härter für das zentrale Nervensystem als das Training mit Bändern. Die ausgezeichnete Lösung ist eine regelmäßige Rotation zwischen Ketten, Bändern und keinem zusätzlichen Widerstand, wie in diesem Beispiel einer konjugierten Periodisierung für das Langhantel-Bankdrücken:

Workout 1

Langhantel-Bankdrücken, schulterbreiter Griff, mit Ketten, 8 Sätze à 3 Wiederholungen, 4010-Tempo, 180 Sek. Pause

Workout 2

Langhantel-Bankdrücken, schulterbreiter Griff, mit Bändern, 8 Sätze à 3 Wiederholungen, 4010-Tempo, 180 Sek. Pause

Workout 3

Langhantel-Bankdrücken, schulterbreiter Griff, 6 Sätze à
3 Wiederholungen, 4010-Tempo, 180 Sek. Pause

Workout 4

wie Workout 1

Viel Erfolg beim Training mit Ketten und Bändern!

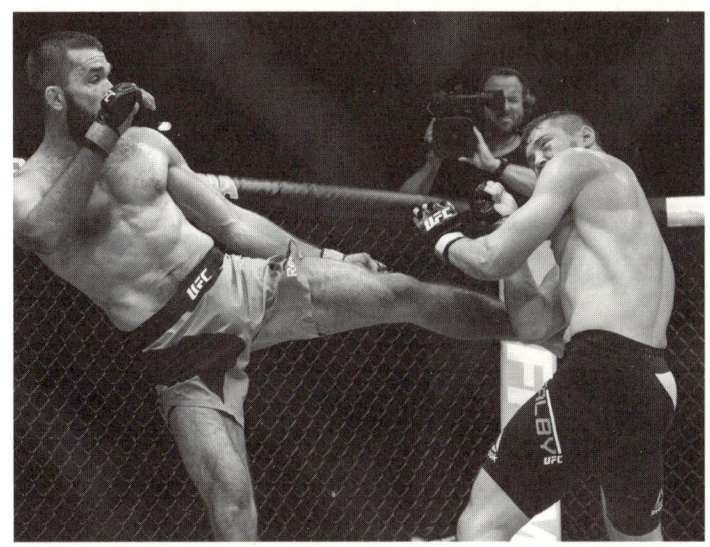

UFC-Fighter Peter Sobotta arbeitet seit 2014 mit Wolfgang und dominierte zuletzt seinen Gegner Nicolas Dalby bei der UFC Fight Night im Hamburg im September 2016

MEHR GRIFFKRAFT

Wie trainiere ich meine Griffkraft, um einen stärkeren Griff zu bekommen?

Entscheidend für die Entwicklung der Griffkraft sind Volumen und Variation. Das heißt, viele Wiederholungen und lange Zeit unter Belastung trainieren sowie die Übungen und den Griffdurchmesser häufig wechseln sind entscheidend. Nutze im Training Tools wie Fat Gripz, Gripsfear und wenn möglich Langhanteln und Kurzhanteln mit dickem Griff. Je stärker der Griff, desto stärker wird auch der komplette Oberkörper.

Du kannst deinen Griff nach jedem Training trainieren – vorausgesetzt, dass du die Übungen in jeder Einheit wechselst.

Was ich gern verwende sind 10 Minuten freies Griffkrafttraining am Ende der Trainingseinheit.

Hier einige Beispielübungen:

Hantelscheiben halten: Halte zwei bis drei 5-kg-Scheiben mit einer Hand. 30 Sekunden pro Seite. Im Wechsel. Bis du die Scheiben nicht mehr mindestens 20 Sekunden lang halten kannst.

Farmers Walk mit Kurzhanteln mit Fat Gripz: Verwende ein Paar Fat Gripz für zwei schwere Kurzhanteln, halte sie mit gestrecktem Ellbogen an deinen Seiten und laufe damit im Studio auf und ab. Auf Strecke oder Zeit.

An der Klimmzugstange halten mit Fat Gripz: Verwende ein Paar Fat Gripz für die Klimmzugstange. Häng dich auf

Zeit an die Stange. Sobald du dich 60 Sekunden lang halten kannst, Zusatzgewicht verwenden.

Anmerkung: Fat Gripz sind ein Tool, mit dem man den Umfang des Griffs jeder Kurz- und Langhantel vergrößern kann. Im YPSI haben wir zwei verschiedene Sätze Kurzhanteln. Bei dem einen haben die Griffe einen Durchmesser von 5 cm, bei dem anderen von 4,5 cm. Beide Durchmesser sind deutlich größer als der einer üblichen Kurzhantel.

Viel Erfolg beim Griffkrafttraining!

OMNI TRAINING MIT FAT GRIPZ

Ich habe mir vor einiger Zeit Fat Gripz gekauft. Wie kann ich sie am besten in mein Training einbauen?

Es gibt viele Wege und Methoden, die Fat Gripz in dein Training zu integrieren. Eine Methode, die ich sehr gern verwende, ist Omni Training.

Omni Training ist eine Methode für fortgeschrittene Trainierende, die auf der Suche nach Variation in ihrem Training sind und die neue Reize setzen wollen.

Der Begriff »Omni« bedeutet in diesem Zusammenhang, dass der Griff jeden Satz wechselt. Die Fat Gripz sind ein Tool, mit dessen Hilfe man den Durchmesser einer Hantelstange vergrößern kann. Der Durchmesser einer herkömmlichen Hantel- oder Klimmzugstange beträgt ca. 2,5 cm. Die Fat Gripz verfügen über einen Durchmesser von 5,7 cm. Dadurch ist die Stange schwerer zu greifen, was zu erhöhter Muskelaktivität und verstärktem Training der Griffkraft führt. Verwendet man Fat Gripz und den herkömmlichen Griff im Wechsel, resultiert dies in einer Potenzierung des zentralen Nervensystems, da man erst eine erhöhte Muskelaktivierung durch die Fat Gripz hat und im nächsten Satz ohne Fat Gripz aufgrund des einfacher zu fassenden Griffes mehr Gewicht verwenden kann, wodurch einem im übernächsten Satz das Gewicht für die Fat Gripz wieder leichter vorkommt.

Diese Methode ist ideal für das Training der Extensoren (streckende Muskulatur), da dort die Griffkraft nicht so limitierend ist wie bei den Flexoren (beugende/ziehende Muskulatur).

Das Programm:

A1 Dips, Omni Fat Gripz/Normal 6 × 2 bis 4, 5010-Tempo, 120 Sek.

A2 Klimmzug, eng, neutral, 6 × 2 bis 4, 5010-Tempo, 120 Sek.

B1 Langhantel-Nackendrücken, stehend, Omni Fat Gripz/Normal, 4 × 4 bis 6, 4010-Tempo, 100 Sek.

B2 Rudern, sitzend, mit Seil zum Hals, 4 × 6 bis 8, 3011-Tempo, 100 Sek.

Bei A1 sowie B1 findet jeweils ein Wechsel zwischen dem normalen Griff und dem Griff mit Fat Gripz statt.

Führe dieses Training insgesamt sechsmal in 3 Wochen durch. Das Trainingsziel ist die Steigerung des maximalen Gewichts und die Reduktion der Differenz zwischen dem dickeren Griff und dem normalen Griff innerhalb einer Phase zur Steigerung der neuralen Effizienz und Griffkraft.

Viel Erfolg bei Omni Training mit Fat Gripz!

KEIN RUNDRÜCKEN BEIM KREUZHEBEN

Ich hänge aktuell bei einer Bestleistung beim Kreuzheben von 185 kg fest. Sobald ich über 160 kg gehe, verliere ich das Hohlkreuz in der Startposition und mache einen leichten Rundrücken. Hast du einen Tipp, wie ich das Problem beheben kann?

Der Hauptmuskel, der dafür sorgt, dass du das natürliche Hohlkreuz in der untersten Position des Kreuzhebens halten kannst, ist der Erector spinae. Der Erector spinae ist genau genommen ein Verbund vieler kleiner, kurzer Muskelstränge, die sich entlag der Wirbelsäule vom Becken bis zum Schädel ziehen. Für das Kreuzheben ist vor allem der Anteil des Erector spinae im Bereich der Lendenwirbelsäule entscheidend.

Hier ein Beispielplan für 12 Wochen, mit dem du deine Technik und Ausführung in der untersten Position beim Kreuzheben verbessern kannst:

Jede Phase sind 6 Workouts. Jede Phase wird für 3 Wochen durchgeführt, immer 2 Workouts pro Woche.

Phase 1

A Langhantel-Kreuzheben, vom Rack*, schulterbreiter, pronierter Griff, 6 Sätze à 6 bis 8 Wiederholungen, 3010-Tempo, 180 Sek. Pause

B 45 Grad Backextension, Kurzhantel vor der Brust, 4 Sätze à 8 bis 12 Wiederholungen, 2012-Tempo, 180 Sek. Pause

---

* Startposition Langhantel unterhalb der Patella (Kniescheibe)

Phase 2

A Langhantel-Rumänisches Kreuzheben*, schulterbreiter, pronierter Griff, 6 Sätze à 4 bis 6 Wiederholungen, 4010-Tempo, 180 Sek. Pause

B 45 Grad Backextension, SZ-Hantel im Nacken, 4 Sätze à 6 bis 8 Wiederholungen, 3013-Tempo, 180 Sek. Pause

Phase 3

A Langhantel-Rumänisches Kreuzheben*, pausiert, mittlerer, pronierter Griff, 10 Sätze à 4 bis 6 Wiederholungen, 4410-Tempo, 180 Sek. Pause

Phase 4

A Langhantel-Kreuzheben, vom Boden, schulterbreiter, pronierter Griff, 8 Sätze à 5, 4, 3, 2, 1, 1, 1, 1 Wiederholungen, 40x0-Tempo (x = explosiv), 180 Sek. Pause

In allen Einheiten und bei allen Übungen auf einen schweren Satz steigern. Bei diesem schweren Satz von Trainingseinheit zu Trainingseinheit mehr Wiederholungen innerhalb des vorgegebenen Wiederholungsbereichs machen oder mehr Gewicht verwenden. In diesen 12 Wochen können keine weiteren Einheiten für die Beine, insbesondere keine Kniebeugen, durchgeführt werden, um die optimale Regeneration des unteren Rückens zu gewährleisten.

Viel Erfolg beim Durchbrechen der 200-kg-Kreuzheben-Marke!

---

* Startposition oben. Knie max. 15 Grad beugen. Langhantel bis zum maximalen Stretch im hinteren Oberschenkel ablassen. Hohlkreuz halten. Langhantel immer so nah wie möglich am Körper halten.

JUMP SQUATS UND SPRINTLEISTUNG

Studien zufolge ist der Trainingseffekt von Jump Squats auf die Sprintleistung am höchsten. Wie ist deine Meinung dazu?

Jump Squats sind ausgezeichnet, wir verwenden sie im YPSI oft. Ob sie die beste Übung für die Sprintleistung sind, hängt jedoch vom Szenario und vom Status eines Athleten ab. Beispiel: Welches ist das schnellste Auto? Der Dragster? Der Porsche GT3?. Oder der Bugatti Veyron? Alle drei sind das schnellste Auto, in Abhängigkeit des Szenarios (Strecke) und des Status (Tankfüllung). So ist es auch bei der Sprintleistung. Die drei Übungsgruppen sind Jump Squat und Varianten, Power Snatch und Varianten sowie Power Clean und Varianten. Der Hauptunterschied ist der verwendete Widerstand. Beim Jump Squat ist es der geringste, beim Power Clean der höchste. Verschiedene Faktoren spielen bei der Auswahl der optimalen Übung eine Rolle. Hauptfaktor ist das Verhältnis vom Speed des Athleten zu der Kraft des Athleten. Je dominanter Speed im Verhältnis zur Kraft bei einem Athleten ist, desto entscheidender ist eine Power-Übung weiter rechts auf dem Speed-Kraft-Kontinuum – das heißt, mehr Widerstand als beim Power Clean – und vice versa. Wie einer der wichtigsten Sportwissenschaftler unserer Zeit, Prof. Dr. Dietmar Schmidtbleicher, sagt: »Maximalkraft ist die Mutter aller Kraftqualitäten.« Das bedeutet, die Entwicklung der Maximalkraft kommt zuerst und dann erfolgt die Transformation zu Power.

Beispielplan:

Jede Phase sind 6 Workouts. Jede Phase wird für 3 Wochen durchgeführt, immer 2 Workouts pro Woche.

Phase 1
A Langhantel-Kniebeugen, Fersen erhöht, 6 Sätze à 6 bis 8 Wiederholungen, 4010-Tempo, 180 Sek. Pause

B Beincurl, liegend, Zehen wegstrecken, neutral, 4 Sätze à 6 bis 8 Wiederholungen, 40x0-Tempo, 180 Sek. Pause

C 45-Grad-Backextension, Kurzhantel vor der Brust halten, 2 Sätze à 8 bis 12 Wiederholungen, 2012-Tempo, 180 Sek. Pause

Phase 2
A Langhantel-Kniebeugen, Fersen erhöht, 6 Sätze à 2 bis 6 Wiederholungen, 5010-Tempo, 180 Sek. Pause

B Beincurl, liegend, Zehen anziehen, außenrotiert, 4 Sätze à 4 bis 6 Wiederholungen, 40x0-Tempo, 180 Sek. Pause

Phase 3
A Langhantel-Kniebeugen 5 Sätze à 5 Wiederholungen, 5010-Tempo, 180 Sek. Pause

B 45-Grad-Backextension, SZ-Hantel im Nacken, 5 Sätze à 6 bis 8 Wiederholungen, 3013-Tempo, 180 Sek. Pause

Phase 4
A Frontkniebeugen, Fersen erhöht, 10 Sätze à 3 Wiederholungen, 50x0-Tempo, 240 Sek. Pause

Phase 5

A Langhantel-Jump Squat, 7 Sätze à 4 bis 6 Wiederholungen, 10x0-Tempo, 120 Sek. Pause (20 Prozent vom Zielgewicht der Kniebeugen für alle Sätze verwenden)

B Frontkniebeugen, 5 Sätze à 1 bis 3 Wiederholungen, 40x0-Tempo, 180 Sek. Pause

In allen Einheiten und bei allen Übungen auf einen schweren Satz steigern. Bei diesem schweren Satz von Trainingseinheit zu Trainingseinheit mehr Wiederholungen innerhalb des vorgegebenen Wiederholungsbereichs machen oder mehr Gewicht verwenden.

Viel Erfolg bei der Verwendung des Speed-Power-Kraft Kontinuums!

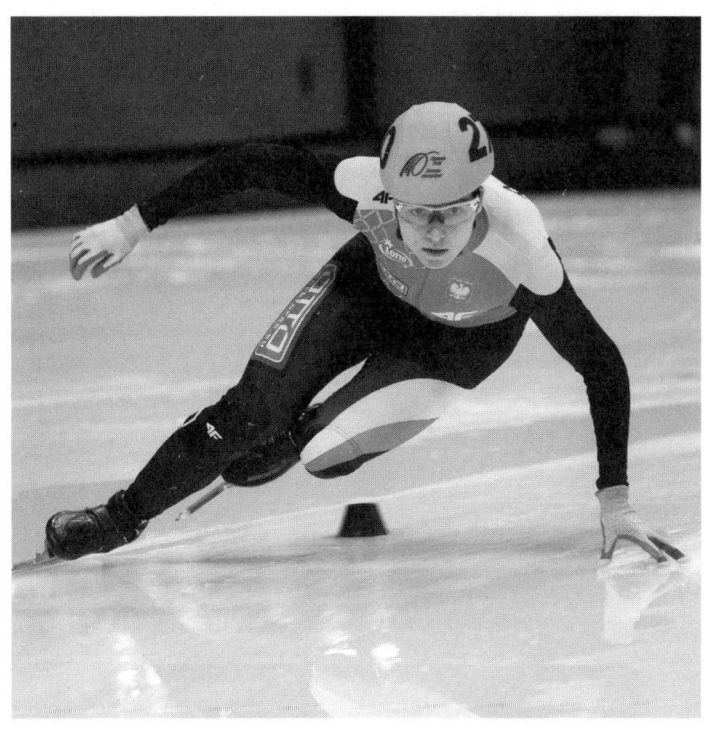

Shorttrack Speedskater und YPSI Athletin Patrycja Maliszewska aus Bialystok, Polen, wurde unter anderem Europameisterin über 3000 m bei der EM 2015 in Dordrecht, Niederlande. Sie macht 115 kg LH Kniebeugen bei 63 kg Körpergewicht.

WINKELSPEZIFISCHES KRAFTTRAINING

Mich würde interessieren, ob man Krafttraining winkelspezifisch machen soll. Es gibt Videos von Sprintern und Hochspringern, die nur halbe Kniebeugen machen. Die Begründung ist dann meist, dass nur halbe Kniebeugen gemacht werden, weil der Winkel unterhalb nicht benötigt wird. Dass Krafttraining über den größten Bewegungsradius ausgeführt werden sollte, ist mir bewusst! Aber gilt das auch für Leistungssportler mit spezifischer Belastung in ihrem jeweiligen Sport?

Grundsätzlich: Je näher der Athlet sich am Wettkampf befindet, desto spezifischer muss er trainieren – und desto explosiver. Dies ist jedoch sehr abhängig vom jeweiligen Athleten.

Teilwiederholungen sind eine sehr fortgeschrittene Methode, die ich für Athleten vor allem bei den Olympischen-Gewichtheber-Übungen verwende – wie Power Clean vom Hang oder Power Clean von Blocks. Diese Übungen eignen sich nahe am Wettkampftermin, da sie in ihrer Natur »schnell« sind und primär die Beschleunigung trainieren.

Eine Kniebeuge ist von Natur aus »langsam«, daher verwende ich hier Teilwiederholungen deutlich seltener. Wenn ich Teilwiederholungen bei Kniebeugen in ein Programm einfüge, sind diese immer sogenannte Pin Squats, bei denen die Pins – die seitlichen Ablagen eines Kniebeugen-Racks – so positioniert sind, dass die Langhantel am Umkehrpunkt der Kniebeuge die Pins berührt und meist auf den Pins eine kurze Pause eingebaut ist, um die Überladung des Nervensystems zu steigern.

Im YPSI nutzen wir Pin Squats primär für zwei Ziele: zum einen für die posttetanische Potenzierung durch den Pin Squat, um dann bei Kniebeugen als B-Übung mehr Gewicht bewegen zu können:

A Pin Squats* 5 Sätze à 3 bis 5 Wiederholungen, 3210-Tempo, 180 Sek. Pause

B Langhantel-Kniebeugen 5 Sätze à 2 bis 4 Wiederholungen, 4010-Tempo, 180 Sek. Pause

Und für die Überwindung von Sticking Points bei Kniebeugen:

A Pin Squats**, 9 Sätze à 3 bis 5 Wiederholungen, 3210-Tempo, 180 Sek. Pause

B Langhantel-Kniebeugen, 1 Satz à 5 bis 7 Wiederholungen, 4010-Tempo, 180 Sek. Pause

Bei allen Übungen jeweils auf einen schweren Satz hocharbeiten.

Wenn man in einem Workout mit einem halben Bewegungsbereich (half range) oder weniger trainiert, sollte man immer einen Satz mit einem kompletten Bewegungsbereich (full range) anhängen. Dies ist wichtig, um die Gelenkstabilität zu gewährleisten und den Mobilitätserhalt zu ermöglichen.

Viel Erfolg mit Pin Squats!

---

*   Pins so einstellen, dass der Umkehrpunkt der Kniebeuge bei einem Kniewinkel von ca. 120 Grad ist.

**   Verwende drei verschiedene Positionen für die Pins. Starte mit der obersten.

DOPPELSTATIONSTRAINING

Ich habe einige der YPSI Trainingsprogramme gesehen und mir fiel auf, dass ihr oft das A1 A2, B1 B2 etc. System verwendet. Welchen Vorteil haben diese Supersätze?

Das A1 A2 System nennt sich Doppelstationstraining. Im Gegensatz zu Supersätzen, bei denen zwei Übungen direkt nacheinander mit maximal 15 Sekunden Pause ausgeführt werden, verwendet man beim Doppelstationstraining eine vollständige Pause zwischen den beiden Übungen. Bei Supersätzen wird oft die gleiche Muskelgruppe mit zwei Übungen direkt hintereinander trainiert, im Sinne einer Vor- oder Nachermüdung. Bei Doppelstationstraining werden meist Agonisten und Antagonisten gepaart.

Drei hauptsächliche Vorteile des Doppelstationstrainings sind:

- **Trainingsökonomie:** Du schaffst mehr Sätze in einer Stunde bei voller Pause. 1×90 Sek. Pause vs. 2×90 Sek. Pause. Dies erhöht die Leistung und damit den Trainingseffekt der Übungen bei höherer Trainingsdichte.

- **Höhere Rekrutierung:** Wenn du den Agonisten kontrahierst, stretchst du den Antagonisten. Bei der A2 Übung verhält es sich anschließend umgekehrt, da Agonist und Antagonist die Rollen tauschen. Der Wechsel von Kontraktion und Stretch erhöht die Rekrutierung der Muskelfasern.

- **Geringere Ermüdung:** Wegen einer geringeren Ermüdung durch den Wechsel zweier Übungen erhöhst du die Gesamtleistung des Trainings. Machst du erst alle Sätze von Übung A und gehst anschließend zu Übung B über, kannst du dort weniger Gewicht bewegen, als wenn du die gleichen Übungen als A1 A2 im Wechsel machst. Der Unterschied ist die Leistung in der zweiten Übung. Die geringere Vorermüdung führt zu mehr Gesamtleistung.

Insbesondere ist das Doppelstationstraining bei Oberkörperübungen von Vorteil, da der Oberkörper mehr Bewegungsmuster als der Unterkörper zulässt und deshalb ein größeres Spektrum an Übungen möglich ist.

Beispielplan:

A1 Klimmzug, eng, neutral, 5 × 2 bis 4 Wiederholungen, 5010-Tempo, 120 Sek. Pause

A2 30 Grad Kurzhantel-Drücken, neutral, 5 × 6 bis 8 Wiederholungen, 4010-Tempo, 120 Sek. Pause

B1 Rudern, sitzend, mit Seil zum Hals, proniert, 4 × 6 bis 8 Wiederholungen, 3011-Tempo, 100 Sek. Pause

B2 Langhantel-Nackendrücken, sitzend, 4 × 6 bis 8 Wiederholungen, 4010-Tempo, 100 Sek. Pause

C1 Reverse SZ-Hantel-Curls, stehend, schulterbreit, 3 × 6 bis 8 Wiederholungen, 4010-Tempo, 90 Sek. Pause

C2 Kurzhantel-Flachbank Trizepsstrecken, 3 × 8 bis 12 Wiederholungen, 4010-Tempo, 90 Sek. Pause

Viel Erfolg mit dem Doppelstationstraining!

LANGHANTEL-NACKENDRÜCKEN

Man hört oft, dass Nackendrücken schlecht für die Schultern wäre. Andere Stimmen sagen, es sei kein Problem, wenn die Schultern gesund sind. Ist Nackendrücken jetzt gut oder nicht?

Im YPSI verwenden wir Langhantel-Nackendrücken in jeder Variante. Falls jemand zu Beginn nicht die nötige Beweglichkeit hat, um aus dem Nacken zu drücken, verwenden wir verschiedene Tools und Techniken, um so schnell und effizient die Mobilität des Trainierenden zu verbessern, dass er Langhantel-Nackendrücken ausführen kann. Das Langhantel-Nackendrücken hat viele Vorteile. So ist es unter anderem die einzige Drückübung, welche die Haltung verbessert. Anstatt einer Innenrotation des Oberarms macht man eine Außenrotation und eine Schulterblatt-Retraktion. Damit wirkt man der Schreibtischhaltung entgegen. Durch das Drücken aus dem Nacken erzielt man eine hohe Rekrutierung der Scapula-Retraktoren und -Rotatoren sowie einen Stretch auf den Pectoralis major, den Pectoralis minor und den Subscapularis. Zudem sind Bewegungsabläufe über Kopf der am meisten vernachlässigte Bewegungsbereich im Alltag.

Nachfolgend eine Beispielprogression zur Steigerung der Überkopfkraft. Sie wird in der B-Serie als Assistenzübung ausgeführt.

Jede Phase sind 6 Workouts. Jede Phase wird für 3 Wochen durchgeführt, immer 2 Workouts pro Woche.

Phase 1 – B-Serie

Langhantel-Nackendrücken, sitzend, 4 Sätze à 6 bis 8 Wiederholungen, 4010-Tempo, 180 Sek. Pause

Phase 2 – B-Serie

Langhantel-Nackendrücken, stehend, 4 Sätze à 4 bis 6 Wiederholungen, 4010-Tempo, 180 Sek. Pause

Phase 3 – B-Serie

Langhantel-Nackendrücken, stehend, 1 1/4 unten, 4 Sätze à 4 bis 6 Wiederholungen, 4010-Tempo, 180 Sek. Pause

Phase 4 – A-Serie

Langhantel-Nackendrücken, stehend, Fat Gripz, 6 Sätze à 2 bis 4 Wiederholungen, 4010-Tempo, 180 Sek. Pause

Viel Erfolg beim Langhantel-Nackendrücken!

MEDVEDEV-KREUZHEBEN

Ich hänge aktuell bei einer Kreuzheben-Bestleistung von 190 kg bei einem Körpergewicht von 88 kg fest. Was kann ich tun, um dieses Plateau zu überwinden und wieder Fortschritte beim Kreuzheben zu machen?

Einer der limitierendsten Faktoren beim Kreuzheben ist für die meisten Trainierenden die exzentrische Kontrolle der Bewegung. Gerade beim Kreuzeben wird die exzentrische Bewegung insgesamt und insbesondere die untere Hälfte beim Ablassen vernachlässigt, indem das Gewicht teilweise sogar fallen gelassen wird. Im ersten Moment wird es dadurch einfacher, mehr Wiederholungen zu machen, da die exzentrische Bewegung der belastendere Teil für die Muskulatur und das zentrale Nervensystem ist.

Es ist eine einfache Rechnung: 3 Wiederholungen mit 2010-Tempo dauern 9 Sekunden. 3 Wiederholungen mit 5010-Tempo dauern 18 Sekunden, also doppelt so lang. Mittelfristig ist gerade diese lange Exzentrik jedoch ein großer Vorteil beim Aufbau von Kraft, insbesondere in der Initiierung der Bewegung vom Boden. Eines meiner Lieblingssysteme ist das Medvedev-Kreuzheben.

Der ehemalige sowjetische Gewichtheber-Trainer Medvedev verordnete seinen Schützlingen bei Übungen wie Kreuzheben extrem langsame exzentrische Bewegungen von 8 bis 10 Sekunden Dauer, um mehr Maximalkraft zu entwickeln. Beim Medvedev-Kreuzheben beträgt somit das Tempo der exzentrischen Kontraktion 10 Sekunden. Diese Methode eignet sich insbesondere für Trainierende, die bei der exzentrischen Kontrolle des Kreuzhebens ihr Defizit haben.

Das Programm:

A Langhantel-Kreuzheben, 10 × 1 Wiederholungen, 10-0-1-0-Tempo, 180 Sek. Pause

Das sind 10 Sätze à eine Wiederholung Langhantel-Kreuzheben im 10-0-1-0-Tempo mit 180 Sekunden Pause zwischen den Sätzen.

Im Laufe der 10 Sätze auf einen schweren Satz steigern. Dieser Trainingseinheit alle 3 bis 5 Tage für insgesamt 6 Trainingseinheiten wiederholen.

Viel Erfolg bei der Steigerung deiner Kreuzheben-Leistung!

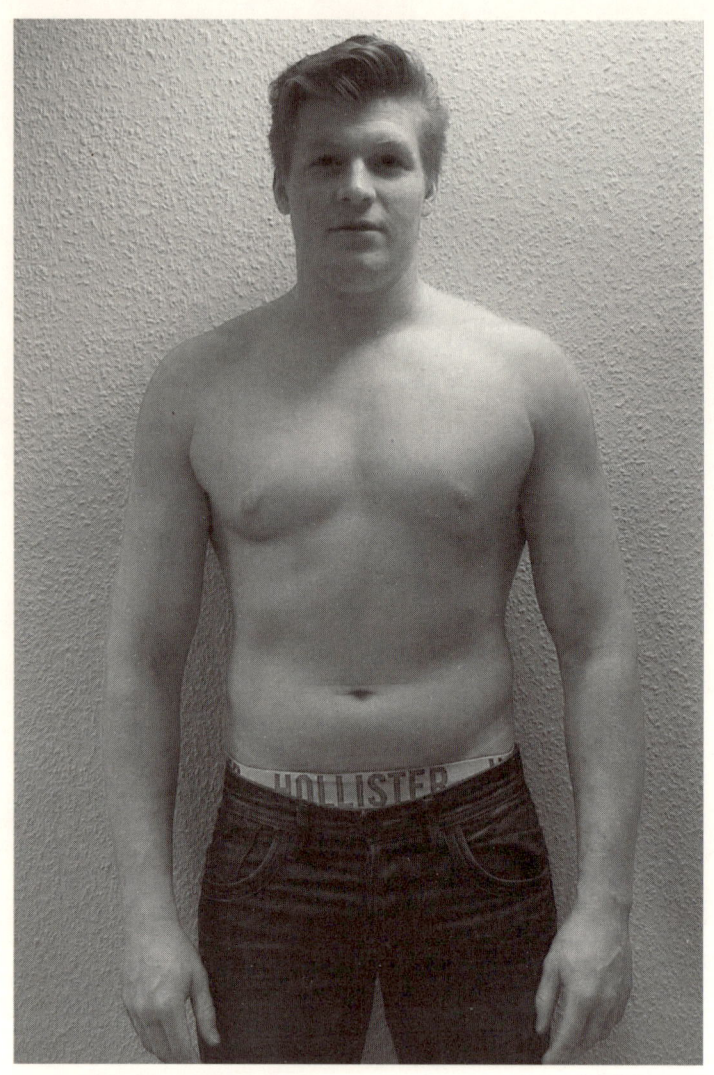

David Karl nach 10 Monaten im YPSI. Trotz der vollen Wochen und kurzen Nächte in seinem Job als Pilot wollte er sportlich das Maximum herausholen. Nachdem er zu Beginn der Zusammenarbeit

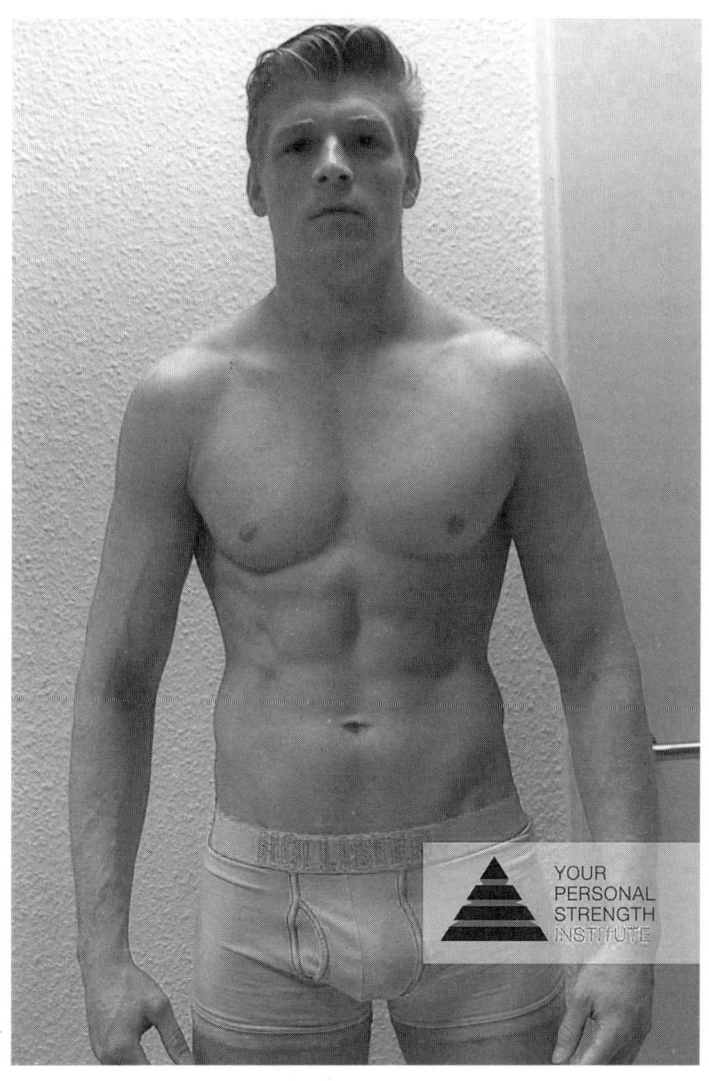

erwähnt hatte, dass er vor 3 Jahren einen Marathon in 2:23 h gelaufen ist, war klar, das wird interessant. Und das wurde es. Er hat seinen Körperfettanteil von 15,6 % auf 2,4 % reduziert.

OLYMPISCHE GEWICHTHEBER-ÜBUNGEN IM TRAINING

Wie setzt du Olympische-Gewichtheber-Übungen im Training ein. Welche Übungen setzt du wann ein?

Umsetzen und Stoßen sowie Reißen sind primär im Training für Sportarten und weniger im Personaltraining von Bedeutung. Kniebeugen, Kreuzheben, Klimmzüge und Bankdrücken trainieren primär Kraft. Kraft ist im Sport jedoch nicht so entscheidend, sondern Beschleunigung. Beschleunigung oder Power ist die Fähigkeit, Kraft in kürzester Zeit zu entwickeln. Umsetzen und Stoßen und Reißen und all ihre verwandten Übungen trainieren Beschleunigung. Jede Übung liegt auf einem Punkt des Speed-Power-Kraft-Kontinuums. Welche du wählst, hängt vom aktuellen Status ab.

Grundsätzlich läuft in einem Sport die Progression immer von Kraft zu Power/Speed, denn Kraft ist die Basis. Ein einfaches Beispiel: Wer keine 100-kg-Kniebeugen macht, wird auch keine 100 kg reißen. Denn es fehlt ihm die Kraft als Basis.

Olympische Gewichtheber-Übungen sind technisch anspruchsvoll. Muskuläre Balance ist dafür notwendig. Insbesondere für alle Überkopfbewegungen ist ein sehr starker und mobiler Schultergürtel entscheidend, um das Verletzungsrisiko zu minimieren und den Trainingsfortschritt zu maximieren.

Eine Progression von Kraft zu Speed kann wie folgt aussehen:

Jede Phase sind 6 Workouts. Jede Phase wird für 3 Wochen durchgeführt, immer 2 Workouts pro Woche.

Phase 1

A Langhantel-Kreuzheben, vom Rack, mittlerer Griff, 12 Sätze à 4 bis 6 Wiederholungen, 3010-Tempo, 180 Sek. Pause (Startposition der Langhantel unter der Patella)

Phase 2

A Langhantel-Kreuzheben + Shrug*, vom Rack**, schulterbreiter Griff, 8 Sätze à 2 bis 4 Wiederholungen, 30x0-Tempo, 180 Sek. Pause

B Langhantel-Rumänisches Kreuzheben, breiter Griff, 4 Sätze à 4 bis 6 Wiederholungen, 4110-Tempo, 180 Sek. Pause

Phase 3

A High Pull, mittlerer Griff, vom Hang, schulterbreiter Griff, 6 Sätze à 3 bis 5 Wiederholungen, 10x0-Tempo, 180 Sek. Pause

B Langhantel-Rumänisches Kreuzheben + Shrug, breiter Griff, 4 Sätze à 5 bis 7 Wiederholungen, 30x0-Tempo, 180 Sek. Pause

Phase 4

A Power Snatch***, mid thigh****, breiter Griff, 9 Sätze à 1 bis 3 Wiederholungen*****, 10x0-Tempo, 180 Sek. Pause

---

* In der obersten Position des Kreuzhebens noch die Schulter vertikal heben

** Startposition der Langhantel über der Patella

*** Reißen in den Stand

**** Startpositon: Mitte Oberschenkel

***** Reset nach jeder Wiederholung

Phase 5

A1 Langhantel-Snatch Jump*, 6 Sätze à 4 bis 6 Wiederholungen, 10x0-Tempo, 120 Sek. Pause

A2 Langhantel-Squat Jump*, 6 Sätze à 4 bis 6 Wiederholungen, 10x0-Tempo, 120 Sek. Pause

Viel Erfolg mit olympischen Gewichtheber-Übungen!

---

* Gleiches Gewicht für alle Sätze. Maximale Sprunghöhe. Gewicht entspricht 20 Prozent des Kniebeugen 1RM

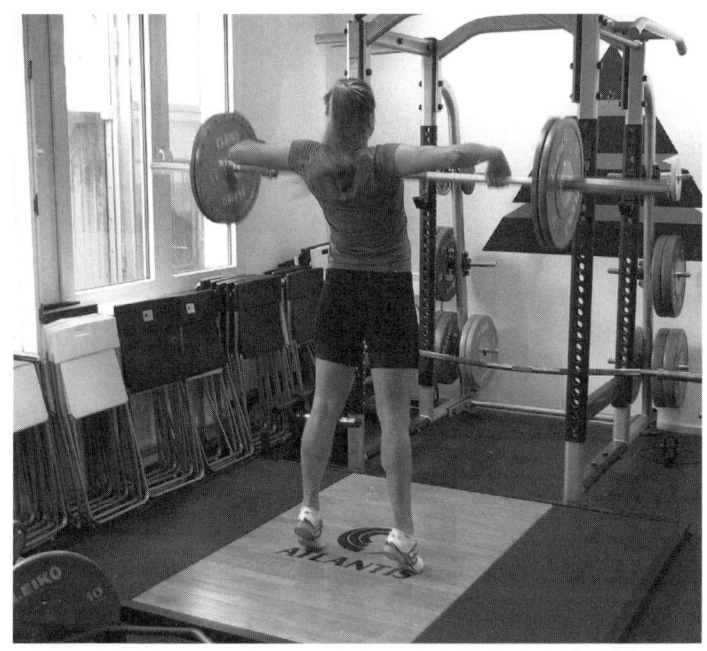

Shorttrack Speedskater Agne Sereikaite aus Litauen in der Off-Season 2015 bei High Pulls mit breitem Griff im YPSI.

MEHR CURLS

Ich suche nach einem neuen Reiz für mein Armtraining. Hast du ein gutes Programm für mich?

Sicher. Viele Armprogramme sind nicht vielseitig genug, sondern fokussieren zu sehr den Bizeps. Insgesamt haben wir jedoch vier Ellbogenbeuger: den Brachalis, den Bizeps, den Brachioradialis und den Pronator teres.

Der Brachialis ist primär für die Ellbogenbeugung zuständig.

Der Bizeps beugt das Ellenbogen- und Schultergelenk und supiniert das Handgelenk.

Der Brachioradialis beugt das Ellbogengelenk sowie proniert und supiniert das Handgelenk je nach Position.

Der Pronator teres beugt das Ellbogengelenk und proniert das Handgelenk.

Nachfolgend ein Beispielprogramm, das alle vier Armbeuger trainiert und den mechanischen Vorteil doppelt nutzt. Einmal durch den Bankwinkel und einmal durch die Handposition.

A1 45 Grad Kurzhantel-Schrägbank-Curls, supiniert, 4 Sätze à 4 bis 6 Wiederholungen, 4010-Tempo, 15 Sek. Pause

A2 65 Grad Kurzhantel-Schrägbank-Curls, supiniert, 4 Sätze à max. Wiederholungen, 4010-Tempo, 15 Sek. Pause

A3 85 Grad Kurzhantel-Schrägbank-Curls, neutral, 4 Sätze à max. Wiederholungen, 4010-Tempo, 120 Sek. Pause*

A4 Dips, 4 Sätze à 6 bis 8 Wiederholungen, 4010-Tempo, 120 Sek. Pause

B1 Reverse SZ-Hantel-Curls, stehend, schulterbreit, 4 Sätze à 6 bis 8 Wiederholungen, 4010-Tempo, 120 Sek. Pause**

B2 Überkopftrizepsstrecken, am unteren Kabelzug, mit Seil, neutraler Griff, 4 Sätze à 6 bis 8 Wiederholungen, 4010-Tempo, 120 Sek. Pause***

Viel Erfolg mit den Curls!

---

*   Für A1–A3 dasselbe Gewicht verwenden
**   Trizeps in der untersten Position kontrahieren, für einen vollen Stretch auf die Ellbogenbeuger
*** Bizeps in der untersten Position kontrahieren, für einen vollen Stretch auf den Trizeps

ERNÄHRUNG

WIE VIELE KOHLENHYDRATE?

Man liest in Bezug auf Körperfettverlust viel zum Thema Kohlenhydrate. Sind sie wichtig? Sind sie nicht wichtig? Wie viele sind zu viel? Wie viele sind genug? Was ist deine Meinung und Erfahrung?

Kohlenhydrate sind gut und wichtig, solange du nur so viele isst, wie du verdienst. Anderenfalls werden sie als Körperfett gespeichert und haben negative Auswirkungen auf die Gesundheit.

Man kann den Körperfettanteil sowohl mit einer Low-Carb- als auch mit einer High-Carb-Ernährung senken. Beides funktioniert, basierend auf Studien und Erfahrung. Mit Low Carb kann man mehr essen und trotzdem schneller Körperfett verlieren. Der größte Unterschied ist jedoch die geistige und körperliche Leistungsfähigkeit. Unterm Strich ist der individuelle Kohlenhydratkonsum entscheidend.

Es gibt drei primäre Faktoren, die den individuellen Kohlenhydratbedarf bestimmen:

- Körperfettanteil

- Muskelmasse

- Aktivitätslevel

Je geringer der Körperfettanteil, je größer die Muskelmasse und je höher das Aktivitätslevel, desto höher der Kohlenhydratbedarf. Und vice versa.

Ein weiterer wichtiger Punkt sind die Subscap- (Rückenfalte) plus die Supraliliac- (Hüftfalte) Hautfalten der betreffenden Person. Betragen diese beiden Falten bei der Hautfaltenmessung zusammen unter 18 mm, kann und sollte der Kohlenhydratkonsum erhöht werden. Danach sollte der Bedarf individuell Monat für Monat an das Ziel und die Hautfalten angepasst werden.

Meine Kunden und Athleten konsumieren zwischen »eine Mahlzeit mit Kohlenhydraten pro Woche« bis hin zu »alle Mahlzeiten mit Kohlenhydraten, außer zum Frühstück« ein breites Spektrum an Kohlenhydratmengen. Statistisch gesehen kommen viel mehr Menschen mit höherem Fettkonsum und weniger Kohlenhydraten zurecht. Der primäre Grund liegt sicher in unserem Genom. Die Landwirtschaft entwickelte sich vor ca. 10.000 Jahren; in Europa liegen ihre Anfänge ca. 6000 Jahre zurück. Systematische Landwirtschaft ist der einzige Weg, der es uns ermöglicht, konstant höhere Mengen an Kohlenhydraten zu konsumieren. Davor stammte die Hauptmenge der Nahrungsenergie aus tierischen Fetten. Daran sind viele Menschen genetisch noch immer angepasst und kommen mit einer Ernährungsweise mit einem hohen Kohlenhydratanteil nicht gut zurecht.

Viel Erfolg bei der Anpassung deines Kohlenhydratkonsums!

MUSS ES HIMALAYASALZ UND LIMETTENSAFT SEIN?

Ich setze seit einigen Wochen deinen Tipp aus »Dein bestes Training« mit dem Himalayasalz und dem Limettensaft am Morgen um und spüre eine tolle Veränderung. Mehr Energie und ich fühle mich besser. Ich habe etwas recherchiert und man liest viel über Himalayasalz. Manches positiv, manches nicht. Muss es denn Himalayasalz sein oder geht auch ein anderes Salz? Und eine Frage zum Limettensaft: geht auch Zitronensaft?

Es muss kein Himalayasalz sein. Genau genommen geht jedes Salz, das eine Farbe hat. Grundsätzlich würde es auch weißes Salz tun. Ich ziehe jedoch Salz mit einer Farbe vor. Es gibt das Himalayasalz, das rosa ist. Meersalz aus der Bretagne, das grau ist, schwarzes Lavasalz aus Hawaii. Und einige mehr. Der Hauptgrund für die Farbe ist das Spektrum der Mineralien im Salz. So enthält zum Beispiel das Himalayasalz seine Farbe primär durch das enthaltene Eisen. Salz ist einer der einfachsten Lieferanten für Mineralien. Es ist eine kleinere Menge bestimmter Mineralien wie Magnesium und Kalium im Salz enthalten – und es reicht sicher nicht aus, seinen Bedarf an Mineralien nur über Salz decken zu wollen. Es ist jedoch ein einfacher und effizienter Weg, einen kleinen Beitrag zur optimalen Versorgung zu leisten. Himalayasalz ist, was ich primär empfehle; jedes andere farbige Salz funktioniert auch. Ich empfehle Himalayasalz deshalb, weil es in Deutschland am einfachsten erhältlich ist. Die Verfügbarkeit ist ein großer Faktor, damit ein Tipp von meinen Kunden und Athleten umgesetzt wird. Je einfacher und je kürzer die Wege, desto höher die Compliance. Was den Limettensaft betrifft, so funktioniert genau genommen jede Zitrusfrucht. Sie schmecken zwar alle sauer, werden im Körper jedoch basisch verstoffwechselt und haben so einen positiven Effekt auf den Säure-Basen-Haushalt. Limettensaft hat erfahrungsgemäß den besten Effekt. Zitrone ist aber auch eine Option. Selbst Orange würde gehen, jedoch nicht in Form eines Glases Orangensaft, sondern indem du eine halbe Orange auspresst und dann den Saft in ein Glas mit Wasser gibst. Limette ist meine erste Wahl. Gern frisch. Wahlweise auch als Direktsaft aus einer Glasflasche.

Viel Erfolg mit den Variationen des Himalayasalz-und-Limettensaft-Wassers!

FRÜHSTÜCKSVARIANTEN ROTIEREN FÜR MEHR APPETIT

Ich esse täglich wie von dir empfohlen ein Frühstück bestehend aus Protein und gesunden Fetten. Das funktioniert sehr gut, ich bin topfit und habe keinen Heißhunger. Bisher habe ich immer Eier und Frikadellen aus Rindfleisch rotiert. Mit der Zeit wird das allerdings geschmacklich ein bisschen langweilig. Hast du neue Varianten?

Rotation ist einer der drei wichtigsten Faktoren bei der Ernährung. Egal wie gut es schmeckt, irgendwann hast du genug von deiner Leibspeise. Wenn du z. B. jeden Tag Steak und Süßkartoffel isst, ist das nach spätestens 2 Wochen nicht mehr lecker. Mehr Rotation mit verschiedenen Nahrungsmitteln führt zu mehr Appetit – ein wichtiger Faktor, wenn das Hauptziel Muskelaufbau ist.

Du solltest drei Frühstücksvarianten wählen und diese täglich rotieren. Iss keine davon häufiger als dreimal pro Woche. Falls du auf eine Variante keinen Appetit mehr hast, ersetze sie durch eine andere Variante, welche die gleichen Kriterien (Protein + gesunde Fette, optional Gemüse) erfüllt.

Weitere Frühstücksvarianten sind:

- Geräucherter Lachs mit Avocado

- Eismeergarnelen in Butter braten mit Kirschtomaten

- Hähnchenschenkel aus dem Slowcooker mit Guacamole

- Rinderbraten mit einer Handvoll Sonnenblumenkerne

- Sardinenfilets in Olivenöl aus der Dose mit einer Handvoll Pinienkerne

- Rührei aus Wachteleiern mit Sucuk (türkische Rinderwurst)

- Fischfrikadellen (selbst in größeren Mengen vorbereiten und einfrieren) mit Avocado-Streifen

- Kalbsbraten aus dem Slowcooker mit Antipasti-Oliven

- Paleo-Brot mit Bresaola

Viel Erfolg mit neuen Frühstücksvarianten!

KEIN ALKOHOLFREIES BIER NACH DEM TRAINING

Man liest oft, dass alkoholfreies Bier ein ausgezeichnetes Getränk nach dem Sport ist. Was hältst du davon?

Oft suggeriert einem die Werbung, dass alkoholfreies Bier ein optimales Sportgetränk sei. Ich rate jedoch unseren Kunden und Athleten im YPSI von alkoholfreiem Bier ab.

Die fünf Hauptgründe, warum ich kein alkoholfreies Bier als Getränk nach dem Sport oder zu jedem anderen Zeitpunkt empfehle, sind:

1. Das Gluten aus der Gerste und ggf. dem Weizen ist ein entzündungsförderndes, unverdauliches Klebereiweiß, gegen das viele Menschen eine Unverträglichkeit haben. Es hat einen negativen Effekt auf die Darmwand, indem es die Darmzotten »abschmirgelt« und so die Nährstoffaufnahme verringert und die Regeneration verlangsamt.

2. Pflanzliches Östrogen aus dem Hopfen ist ein weiterer Grund, warum man Bier meiden sollte. Weder Mann noch Frau benötigen (zusätzliches) Östrogen, denn es senkt unter anderem Testosteron und fördert die Fettansammlung in unserem Körper, insbesondere am Oberschenkel und im Brustbereich.

3. Da es laut Gesetz erlaubt ist und da Alkohol ein Geschmacksträger ist, sind auch in den meisten »alkoholfreien« Bieren noch bis zu 0,5 Volumenprozent Alkohol enthalten. Zwar ist diese Menge (außer bei trockenen Alkoholikern) zu vernachlässigen, was

Rausch und Autofahren angeht. Trotzdem ist es wieder mehr Arbeit für die Leber, entzieht dem Körper u. a. Mineralien und verlangsamt die Regeneration, deutlich im Vergleich zu jemanden, der keinen Alkohol konsumiert.

4. Die im Bier enthaltenen Kohlenhydrate sind kontraproduktiv für Körperfett und Regeneration. Nach dem Sport solltest du nur Kohlenhydrate zu dir nehmen, wenn du sie verdient hast. Das bedeutet, wenn dein Körperfettanteil als Mann unterhalb von 10 Prozent oder als Frau unterhalb von 16 Prozent liegt und das Primärziel Muskelaufbau ist. Ich selbst ziehe schnelle Kohlenhydrate aus Obst, Saft oder Kohlenhydratepulvern einem Bier vor, basierend auf den Punkten 1, 2, 3 und ggf. 5.

5. Bei Hefeweizen/unfiltriertem Bier kommt außerdem die Hefe hinzu. Die Hefebakterien und die Darmflora vertragen sich nicht besonders gut. Was meist zu Verdauungsproblemen, verminderter Nährstoffaufnahme im Darm und Anstieg des Körperfetts im Bauchbereich führen kann.

Für längere Trainingseinheiten von deutlich über einer Stunde – somit primär Ausdauerbelastungen – empfiehlt sich eine Mischung aus 1/4 Saft mit 3/4 Wasser in Kombination mit Aminosäuren und Elektrolyten.

Fazit: Bei Belastungen, wie sie im Krafttraining üblich sind, empfehlen wir unseren Kunden ganz einfach Wasser und fortgeschrittenen Trainierenden eine Mischung aus Aminosäuren und Elektrolyten in Wasser. Auf diese Weise wird der Körper optimal hydriert und bleibt leistungsfähig.

Viel Erfolg bei der Optimierung deiner Getränkewahl!

KEINE KALORIEN ZÄHLEN

Ich habe einige deiner Ernährungsempfehlungen gesehen, und was mir auffiel, ist, dass du im Gegensatz zu den meisten Coaches nicht empfiehlst, Essen zu wiegen und Kalorien zu zählen. Du erzielst jedoch trotzdem konstant sehr gute Erfolge. Kannst du mir kurz erklären, warum du keine Kalorien zählen lässt?

Kalorien zu zählen funktioniert. Es ist jedoch nicht sonderlich praktikabel, effizient und nachhaltig. Zum einen muss man zwischen einem durchschnittlichen PT-Kunden und einem 22-jährigen Fitnessbegeisterten, der mehr Zeit mit seinem Handy als mit Essen verbringt, unterscheiden. Konstantes Wiegen und Zählen ist nicht alltagstauglich, wenn man einen Vollzeitjob, eine Familie, Geschäftsessen und eine Reihe weiterer Verpflichtungen des Alltags hat. Zum anderen ist konstantes Wiegen nicht nachhaltig. Niemand wiegt sein Essen über Jahre hinweg. Jeder möchte jedoch, dass Veränderungen nachhaltig sind. Kalorien zählen ist es nicht.

Eine Kalorienreduktion funktioniert so lange, wie man sie umsetzt. Wenn man sie nicht mehr umsetzt und die Kalorien wieder erhöht, erfolgt ein Rebound, auch als Jojo-Effekt bekannt. Zudem wirkt sich insbesondere eine hohe Kalorienreduktion mittelfristig immer kontraproduktiv auf körperliche und geistige Leistungsfähigkeit, Schlaf und Wohlbefinden aus. Faktoren, die basierend auf meiner Philosophie entscheidend sind.

Grundsätzlich isst niemand zu viel, sondern wir essen nicht das richtige Essen. Entscheidend ist die richtige Auswahl. Niemand isst 2 kg Lachs, 6 Avocados, 12 Tomaten, 4 Burgerpatties, 4 Köpfe Brokkoli und nimmt davon zu. Je regelmäßiger du das »richtige« Essen isst, desto unwahrscheinlicher ist es, dass du das »falsche« Essen isst. Bei Stress wird durch Cortisol der Hunger unterdrückt und vielleicht über 8 Stunden nichts gegessen. Auf dem Nachhauseweg fällt der Cortisolspiegel und damit der Blutzuckerspiegel. Und es kommt der Heißhunger. Und dann lautet die Devise »Kühlschrank auf und essen, was schnell geht«. Oder direkt auf dem Nachhauseweg Fast Food. Das wäre nicht passiert, wenn der Blutzucker konstant gehalten worden wäre. Und zwar regelmäßig durch das »richtige« Essen.

Mein Fokus liegt damit auf der Auswahl der Nahrungsmittel. Die einzigen Nahrungsmittel, bei denen ich meinen Kunden Mengenangaben mache, sind Eier, da die meisten Kunden zu wenige essen, und Nüsse, da die meisten zu viele essen. Wenn Muskelzuwachs das Ziel ist, gebe ich ebenfalls einen Richtwert an Proteinmenge pro Mahlzeit vor. Diese Methode funktioniert in der Praxis bestens, ist effizienter, flexibler und deutlich nachhaltiger als Kalorien zu zählen, insbesondere bei PT-Kunden und Athleten.

Viel Erfolg bei deiner Nahrungsmittelauswahl!

KEINE KÖRPERFETTREDUKTION MIT KETOGENER ERNÄHRUNG

Ich ernähre mich seit über 2 Monaten komplett ketogen, das heißt, zero Carbs, ohne Cheatmeals, aber mein Körperfettanteil ist immer noch nicht allzu spürbar gesunken. Ich habe auch kein Gewicht verloren, immer ca. 100 kg Körpergewicht. Esse ich zu viel? Die Trainingsleistung ist aber top und mein Energielevel ist gut!

Die Ernährung ist nur einer von vielen Faktoren, die eine Körperfettreduktion bewirken.

Ernährung und Training allein funktionieren mittelfristig gelegentlich. Langfristig allerdings sehr selten. Es gibt keinen allgemein gültigen Ansatz, um Körperfett zu reduzieren. Menschen sind verschieden, Individualisierung ist notwendig. Faktoren wie Schlaf, Darmgesundheit und der Neurotransmitterhaushalt können eine Rolle dabei spielen, warum du an einem Plateau feststeckst.

Mein Tool Nummer 1, um zu identifizieren, was die Ursache eines Plateaus ist, ist die Hautfaltenmessung. Im YPSI benutzen wir die Messung von 13 Hautfalten von Kinn bis Wade als Erfolgsbuchhaltung und zum Assessment des Hormonhaushalts. Diese Messung und ihre Analyse sind auch Hauptinhalt von Modul 4 der YPSI Trainer A-Lizenz.

Die Messung wird mit einer Zange/Caliper durchgeführt, mit der man auf 0,1 mm genau die Hautfaltendicke misst. Die Hautfaltendicke ist ein hervorragender Indikator für das relative und absolute subkutane Körperfett. Fast alles Fett wird unter der Haut gespeichert, und somit bestimmt die Menge des Körperfetts an einer Stelle die Hautfalten-dicke an dieser Stelle. So errechnet sich aus der Summe der 13 Hautfalten der prozentuale Körperfettanteil und damit in Relation zum Körpergewicht auch die Mager-masse.

Zum anderen gibt uns die Messung der Hautfaltendicke und des Körperfetts an 13 Stellen einen genauen Über-blick über die Körperfettverteilung. **Körperfettverteilung ist nicht willkürlich, sondern wird primär vom Hormon-haushalt bestimmt.** Mit der Messung der 13 Hautfalten können wir so Rückschlüsse auf den Hormonhaushalt ziehen. Da der Hormonhaushalt viele Funktionen im Kör-per steuert, gibt uns die Hautfaltenmessung eine erste Antwort auf folgende Fragen:

- Wie tief ist der Schlaf?

- Wie gut ist die Regeneration?

- Wie hoch ist das Testosteronlevel?

- Wie schnell ist der Stoffwechsel?

- Wie gut ist das Stressmanagement?

- Wie hoch ist das Energielevel?

- Wie hoch ist die genetische Kohlenhydrattoleranz?

- Wie hoch ist die temporäre Kohlenhydrattoleranz?

Die Hautfaltenmessung gibt außerdem Auskunft über einige weitere Punkte. Dies ermöglicht uns, Training, Er-nährung und Supplemente noch individueller zu steuern.

Wir messen die Hautfalten unserer Athleten und Kunden alle 3 bis 4 Wochen, um so konstant Veränderungen und Fortschritt dokumentieren zu können.

Viel Erfolg bei der Körperfettreduktion!

Einen YPSI Trainer in deiner Nähe, der die Hautfaltenmessung anbietet, findest du über die YPSI-Trainer-Suche auf www.YPSI.de.

SKYR ZUM FRÜHSTÜCK

Du bist ein großer Fan des isländischen Joghurts Skyr. Skyr ist jedoch ein Milchprodukt. Was ist deine Meinung dazu, und empfiehlst du Skyr auch zum Frühstück?

Skyr ist gut – vorausgesetzt, dass Milchprodukte vertragen werden. Das ist jedoch nicht bei allen Menschen der Fall. Laktose und Casein sind hier die Hauptprobleme. Wenn du Hautunreinheiten oder Verdauungsprobleme nach dem Konsum von Milchprodukten bekommst, solltest du keine Milchprodukte zu dir nehmen. So einfach ist das.

Im Gegensatz zu Joghurt enthält Skyr kaum Laktose und deutlich mehr Protein. Da es einen hohen Insulinindex hat, eignet es sich idealerweise nach dem Training und am Abend. Dies sind die Zeitpunkte, wo der müde machende Effekt des Neurotransmitters Serotonin, der mit der Insulinausschüttung einhergeht, am meisten Sinn macht. Für Männer empfehle ich Skyr aus diesem Grund nicht zum Frühstück. Für Frauen ist Skyr zum Frühstück zu Beginn der Ernährungsumstellung ab und zu in Ordnung, da sie in der Regel besser mit Kohlenhydraten zurechtkommen als Männer. Und weil bei Frauen nachhaltige Lösungen immer auf einer Progression auf Verhandlungsbasis basieren. Als Variation empfehle ich Skyr mit Himbeeren.

Viel Erfolg mit Skyr!

DAS CHEAT MEAL

Was hältst du von Schummelmahlzeiten, sogenannten Cheat Meals, die oft propagiert werden? Was empfiehlst du?

Den Begriff Cheat Meal verwende ich nicht. Die Wortwahl »schummeln« impliziert etwas Negatives – und das führt zu noch mehr Stress/Cortisol und vergrößert so den negativen Effekt, den diese Mahlzeit aufgrund der Auswahl des Essens meist sowieso hat. Ich bezeichne sie als »freie Mahlzeit«. Es gibt keinen Grund, »Müll« essen zu müssen. Regelmäßig Kohlenhydrate zu konsumieren ist jedoch entscheidend. Zum einen psychologisch, denn was verboten ist, reizt. Zum anderen auch physisch, denn eine regelmäßig erhöhte Kohlenhydratzufuhr bei einer überwiegend kohlenhydratarmen Ernährungsweise ist entscheidend für die Bildung von Leptin, Schilddrüsenhormonen, Auffüllung der Glykogenspeicher in der Muskulatur, der Serotoninproduktion und tiefen, guten Schlaf.

Ich empfehle somit auch bei einer Low-Carb-Ernährung eine frei wählbare Mahlzeit mit Kohlenhydraten pro Woche. Auch aus psychologischer Sicht ist dies wichtig, da kompletter Verzicht meist Stress bedeutet. Was bei dieser freien Mahlzeit auf dem Tisch steht, ist egal. Es gibt nur eine Voraussetzung: Es muss dir nach dem Verzehr der Mahlzeit gut gehen! Wenn du einen Döner gegessen hast und sich anschließend 3 Stunden lang deine Verdauung bemerkbar macht, dann war diese Mahlzeit einfach nichts für dich. Gelenkschmerzen, Gehirnnebel, Verdauungsprobleme, Durchfall und Hautunreinheiten als Reaktion schließen entsprechende Nahrungsmittel zukünftig aus. Besser wäre vielleicht ein Steak mit Kartoffeln und ein Eis. Oder eine glutenfreie Lasagne. Oder eine große Platte Sushi.

Wähle eine freie Mahlzeit pro Woche, am besten am Wochenende und abends. Primär, um die müde machende Serotoninausschüttung als Resultat auf den Kohlenhydratverzehr zu nutzen und danach tief und lang zu schlafen.

Viel Spaß mit der freien Mahlzeit!

KAFFEE MORGENS VOR DEM TRAINING

Deinen Tip mit dem Himalayasalz und Limetten am Morgen werde ich mal probieren, eine Frage hierzu: Ich trainiere immer in der Früh nach dem Aufstehen und vor dem Frühstück. Ich trinke immer einen Kaffee davor. Würde es kontraproduktiv sein, wenn ich zum Limetten-Salz-Cocktail noch Kaffee trinke? Ich denke mal, der Kaffee davor ist mehr gelebte Praxis als wirklich notwendig ...

Frisch gemahlener Kaffee von guter Qualität ist ausgezeichnet. Kaffee enthält Antioxidantien, verbessert deine Insulinsensibilität und verfügt über Bitterstoffe, welche gut für die Leber sind, da sie Blutfettwerte senken können und so die Leberfunktion fördern. Bitter ist außerdem der seltenste Geschmack, den wir konsumieren. Kaffee ist das einzige bittere Lebensmittel, neben Grapefruit und Chicorée, das in unserer Gesellschaft gängig ist. Und das einzige, das wir regelmäßig konsumieren.

Benutze zum Kaffeemachen eine French Press oder eine Siebträgermaschine (Espressomaschine). Kaffeevollautomaten neigen dazu, Schimmelporen zu beherbergen. Die Höhe des Kaffeekonsums ist ein Thema. Sind es ein bis zwei Tassen pro Tag, geht es in Ordnung. Sind es sechs bis acht Tassen, nicht. Wenn du Kaffee brauchst, um zu funktionieren und den Tag zu überstehen, brauchst du nicht Kaffee, sondern mehr und besseren Schlaf.

Trinke Kaffee zu oder direkt nach dem Essen, nicht davor auf nüchternen Magen. Ein Grund dafür ist die langsamere Aufnahme des Koffeins und somit ein konstanterer Blutzuckerspiegel. Koffein verursacht via Cortisol eine

Glukagonfreisetzung und damit in der Reaktion eine Insulinausschüttung, wodurch Blutzuckerschwankungen entstehen, die du vermeiden solltest.

Genieß deinen Kaffee!

QUARK UND MILCHREIS AM ABEND

Wie sieht es denn mit Magerquark aus, alternativ auch Speisequark mit 20 oder 40 Prozent Fett, wenn man keine Probleme bei der Verdauung hat? Ist Quark mit Reis und Beeren vor dem Schlafen zu empfehlen? Ja oder nein?

Wenn du Quark isst, dann empfehle ich den mit 20 Prozent Fett. Der hat das beste Verhältnis von Protein zu Fett. Quark oder Skyr solltest du nur konsumieren, wenn diese Produkte für dich verträglich sind. Grundsätzlich ist das primäre Problem mit Milchprodukten Laktose, das sekundäre Milchprotein, vor allem das Casein. 80 Prozent des Milchproteins ist Casein. Casein in Form eines Milchprodukts ist, basierend auf Erfahrungswerten, verträglicher als Casein in Form von Proteinpulver, welches ich grundsätzlich zu vermeiden empfehle.

Entgegen der verbreiteten Behauptung ist Casein kein langsam verdauliches Protein, sondern es verlangsamt die Verdauung aufgrund der Mizellen, die sich im Magen durch die Reaktion von Casein mit der Magensäure bilden. Diesen Effekt kannst du beobachten, wenn du etwas Milch in ein Glas Essig kippst: Das Casein flockt auf. Das Gleiche geschieht im Magen und verlangsamt so die Verdauung.

Reis und Beeren am Abend sind gut, wenn du kohlenhydrattolerant bist bzw. Kohlenhydrate verdient hast.

Eine Alternative zu Quark mit Reis ist selbst gemachter Milchreis mit Mandelmilch. Hier das Rezept:

Du brauchst 1 Liter ungesüßte Mandelmilch, 200 g Milchreis und optional etwas Zimt. Lass die Mandelmilch in einem Kochtopf aufkochen, füge dann den Milchreis hinzu und reguliere die Hitze nach unten. Lass den Milchreis 30 Minuten bei geschlossenem Deckel köcheln und rühre ab und zu kurz um, damit nichts anbrennt. Sobald der Milchreis eine breiartige Konsistenz erreicht hat, ist er fertig. Greife zu Zimt, Stevia und Beeren, um den Milchreis zu verfeinern.

Viel Erfolg mit Quark und Milchreis am Abend!

FRÜHSTÜCK AUSFALLEN LASSEN?

Ich lasse gern das Frühstück ausfallen, basierend auf dem Konzept des intermittierendes Fastens. Das funktionierte in den ersten Wochen gut. Jetzt aber ist eine Stagnation eingetreten. Was ist deine Empfehlung?

Das Frühstück ist die wichtigste Mahlzeit des Tages. Ich bin kein Fan von intermittierendem Fasten, insbesondere nicht von dem Format, in dem es heute primär propagiert wird: dem 8/16-Format. In der Praxis sind das 8 Stunden essen gefolgt von 16 Stunden fasten. Der Klassiker ist 12 bis 20 Uhr essen und 20 bis 12 Uhr fasten. Rechnerisch heißt das einfach nur, das Frühstück ausfallen zu lassen. Ich kenne kein Beispiel in der Realität, wo es nachhaltig funktioniert hat. Kurzfristig ja. Längerfristig selten. Bei der Hautfaltenmessung sind es insbesondere die Hüft- und Bauchfalten, die in der Folge steigen.

Die kognitive Leistungsfähigkeit, insbesondere in der Arbeitswelt, wird eingeschränkt durch Blutzuckerschwankungen, die bei »Breakfast Canceling« unvermeidbar sind. Das Frühstück ist die erste Mahlzeit, die ich bei allen Kunden und Athleten ändere. Das bringt die größte Veränderung und hat den größten Effekt auf den ganzen Tag.

Genieß dein Frühstück!

Meine Empfehlungen zum Frühstück findest du in diesem Buch und in »Dein bestes Training« (riva Verlag 2016).

DIE LETZTE MAHLZEIT VOR DEM SCHLAFEN

Wann kann ich vor dem Schlafen das letzte Mal essen? Welchen Effekt hat der Blutzuckeranstieg auf den Wachstumshormonausstoß?

Das ist sehr individuell. Ich empfehle, es einfach zu testen. Für die meisten funktioniert 2 Stunden gut. Manche essen 20 Minuten vor dem Schlafen das letzte Mal und schlafen dann wie ein Baby. Andere essen 2 Stunden vor dem Schlafen nichts mehr und haben einen unruhigen Schlaf. Der einzige Weg, zu identifizieren, was für dich funktioniert, ist, es in der Praxis zu testen.

Auch wenn spätestens 2 Stunden vor dem Schlafengehen das letzte Mal gegessen wird, ist die Nahrung bis dahin noch lange nicht verdaut. Das heißt, es besteht nur ein marginaler Effekt auf das Wachstumshormon (GH), der im Alltag nicht relevant ist. Ein konstanter Blutzuckerspiegel über den Tag ist entscheidend. Für guten Schlaf ist der Neurotransmitter Serotonin, der zusammen mit dem Blutzuckerspiegel ansteigt, für die Entspannung des Nervensystems und als Vorläufer des Tiefschlafhormons Melatonin relevanter als der GH-Ausstoß.

Viel Erfolg mit dem richtigen Timing deiner letzten Mahlzeit!

PROTEIN-SHAKES NUR NACH DEM TRAINING

Kann ich Mahlzeiten auch durch Shakes ersetzen?

Nein. Shakes werden zu schnell verdaut, da sie schon flüssig sind und nicht von Zähnen und Magensäure zerkleinert werden müssen. Dies ist der große Vorteil nach dem Training. Zu anderen Zeiten führt das jedoch zu Blutzuckerschwankungen, die ich aus vielen Gründen vermeiden will. Unter anderem kommt es zu Heißhunger und Müdigkeit. Jeder, der sich schon von mehreren Shakes am Tag ernährt hat, kennt das. Bei der Hautfaltenmessung ist ein Ansteigen der Hüftfalte die Folge.

Ich empfehle Shakes nur nach dem Training (PWO = Post Workout). Da sind sie aufgrund ihrer schnellen Verdaulichkeit von großem Vorteil. Sonst solltest du solide Mahlzeiten zu dir nehmen, um den Blutzuckerspiegel zu stabilisieren.

Wenn du regelmäßig einen PWO-Shake konsumierst, rotiere die Proteinquelle, um Unverträglichkeiten zu vermeiden. Whey-Protein ist meine erste Wahl aufgrund von Verfügbarkeit, Aminosäurenprofil, Löslichkeit und Geschmack. Dann folgen Reisprotein und Ziegenmolkeprotein als erste Rotationsoptionen.

Viel Erfolg bei der Rotation des PWO-Shakes!

MORGENS FLEISCH BRATEN

*Du empfiehlst auch Steak oder Burgerpatties zum Früh-
stück. Dafür in der Küche stehen und Fleisch braten geht
bei mir nicht. Ich mag den Geruch in der Wohnung morgens
nicht, habe keine Zeit, danach noch die Pfanne zu spülen und
die ganze Zeit danebenzustehen. Trotzdem würde ich gern
Fleisch zum Frühstück essen. Was schlägst du vor?*

Grundsätzlich empfehle ich die Rotation von verschiedenen Frühstücksoptionen. Das heißt nicht, jeden Morgen
Rindfleisch, egal ob als Burgerpatty oder Steak. Es gibt
eine Reihe von Frühstücksoptionen, die kein Braten oder
Grillen von Fleisch voraussetzen, wie z. B. Stremellachs,
weich gekochte Eier oder Hähnchen aus dem Backofen
oder Slowcooker. Wer sich aber morgens ein Steak oder
Burgerpatty zubereiten will, für den ist die Ideallösung ein
Gasgrill – wenn ein Balkon oder eine Terrasse vorhanden
ist.

Das Fleisch schmeckt vom Grill besser als aus der Pfanne und man muss danach nicht die Pfanne spülen. Den
Grill kann man einfach mit einer Drahtbürste reinigen.
Du kannst den Grill sogar einige Zeit unbeaufsichtigt lassen, während das tiefgekühlte Patty, das Steak oder Huhn
draufliegt, was dir Zeit spart. Die Zubereitung geht relativ
schnell und deine Wohnung riecht anschließend nicht
nach gebratenem Fleisch. Grillen ist auch ideal für mittags
oder abends. Und eignet sich im Sommer wie im Winter.

Grundsätzlich ist ein Gasgrill eine der sinnvollsten und effizientesten Anschaffungen, um Essen zuzubereiten.

Viel Erfolg mit dem Gasgrill!

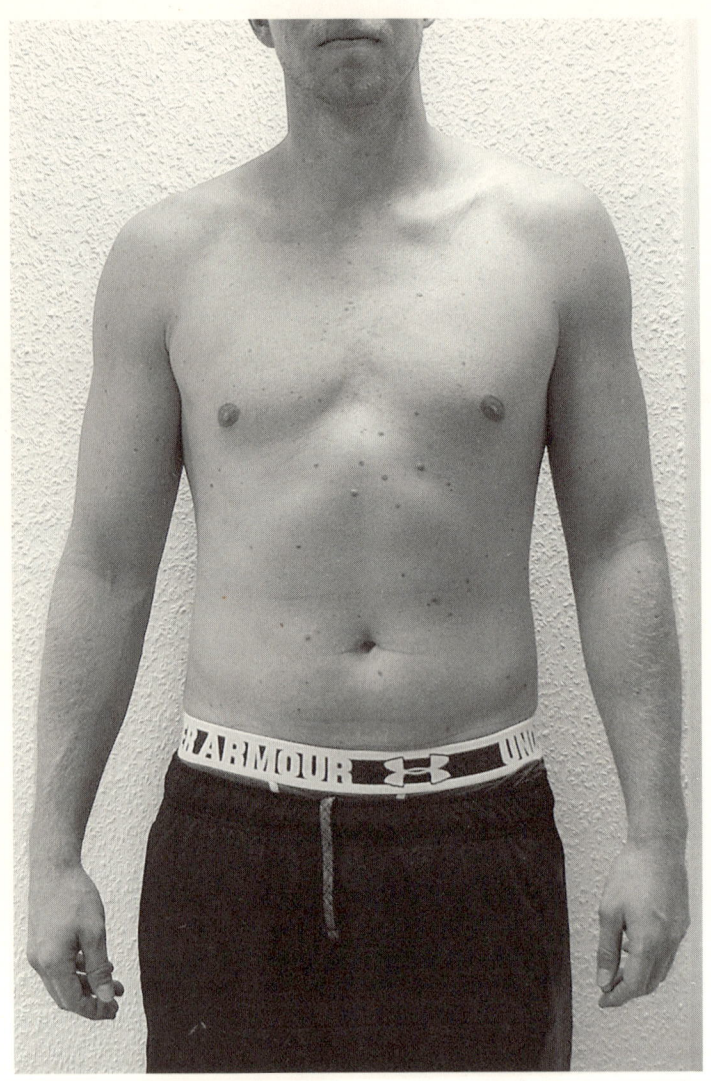

Sebastian Rudolf hat in den ersten 9 Wochen der Zusammenarbeit mit dem YPSI seinen Körperfettanteil von 20,2 % auf 7,5 % gesenkt. Das war vor 4 Jahren. Und er ist heute noch dabei.

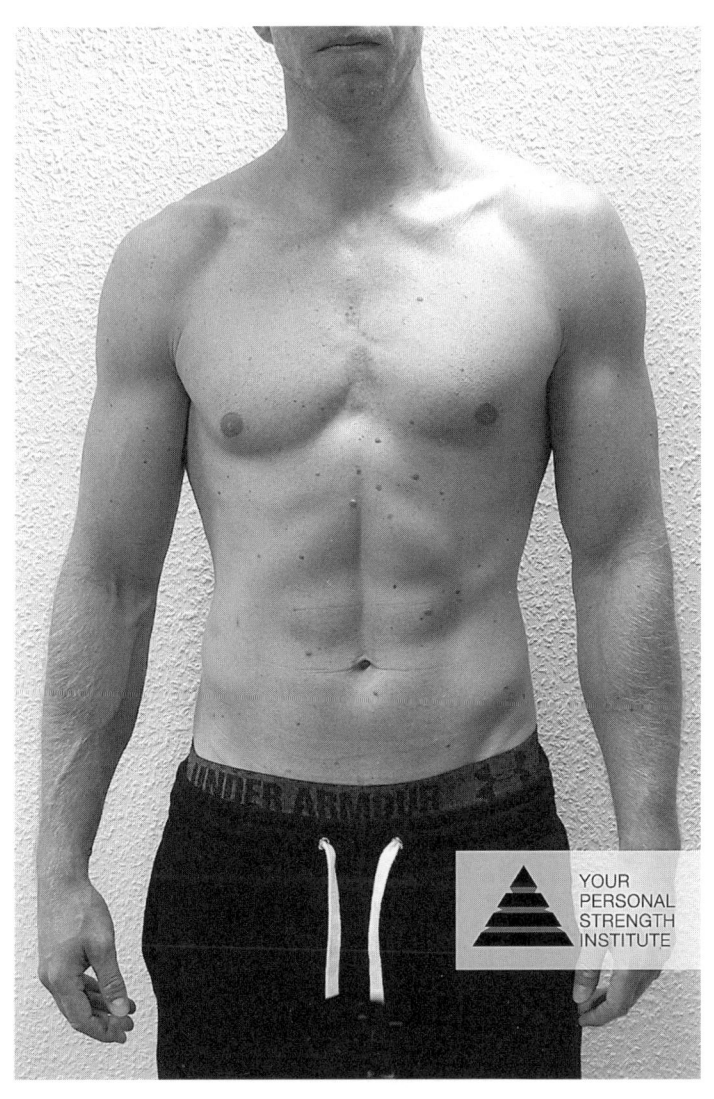

BASMATIREIS ODER JASMINREIS

Würde es vielleicht mehr Sinn machen, anstelle von Basmatireis zur letzten Mahlzeit vor dem Schlafengehen zu Jasminreis zu greifen? Und zwar aufgrund seines hohen glykämischen Indexes, um damit zum Beispiel die Ausschüttung von Wachstumshormonen in der Nacht früher einzuleiten?

Der Unterschied zwischen den beiden Reissorten ist marginal und nichts, was für den Fortschritt von wesentlicher Bedeutung ist. Neurochemisch wird tiefer Schlaf durch Kohlenhydrate am Abend aufgrund der dadurch erhöhten Ausschüttung des Neurotransmitters Serotonin bewirkt. Serotonin ist einer der Rohstoffe für das Tiefschlafhormon Melatonin.

Faktoren wie der Mikronährstoffspeicher, der Serotoninspiegel und die elektromagnetische Strahlung von Handys und WLAN haben jedoch einen deutlich größeren Effekt auf Tiefschlaf und HGH-Ausstoß (Wachstumshormon) als Kohlenhydrate. Besonders schnell verdauliche Kohlenhydrate können sogar starke Blutzuckerschwankungen auslösen und so den Schlaf stören. Ich empfehle grundsätzlich beide Reissorten und ziehe Jasmin- und Basmatireis anderen herkömmlichen Sorten wie weißem und braunem Reis vor, da ihre Verträglichkeit höher ist.

Viel Erfolg mit Reis am Abend!

WIE VIEL PROTEIN IST OPTIMAL FÜR DEN MUSKELAUFBAU?

Eine Frage, auf die ich schon lange eine Antwort suche, ist: »Wie viel Protein ist optimal für den Muskelaufbau?« Was ist deine Erfahrung?

Grundsätzlich empfehle ich einen hohen Proteinkonsum – wie auch immer »hoher« Proteinkonsum definiert wird. Es sind primär vier Faktoren, die aus meiner Sicht den Bedarf und damit den Konsum bestimmen.

Als allererstes das Ziel. Ist es generelle Fitness oder der Aufbau von 10 kg Muskelmasse? Der Bedarf in beiden Fällen ist sehr unterschiedlich. Eine 30-jährige Frau, die einfach nur »fit« werden möchte, benötigt weniger Protein als ein Mann, der Muskulatur und Kraft aufbauen möchte. Und auch hier gibt es ein Kontinuum. So benötigt ein MMA-Kämpfer, der Muskulatur und Kraft aufbaut, jedoch seine Gewichtsklasse halten will, weniger Protein als ein Rugbyspieler, der aus der Jugend zu den Erwachsenen wechselt und 10 bis 15 kg Muskelmasse zulegen muss, um körperlich mithalten zu können.

Eine einfache Metapher: Willst du ein zweistöckiges Wohnhaus oder einen 30-stöckigen Wolkenkratzer bauen? Für Letzteres brauchst du deutlich mehr Beton im Fundament als für das Erstere. Das bedeutet, je mehr Muskelmasse du aufbauen möchtest, desto mehr Protein ist notwendig.

Zum anderen übernimmt auf Zellebene natürlich die Proteinsynthese die entscheidende Rolle. Die Proteinsynthese wird primär über drei Faktoren gesteuert. Der erste ist: **Wie hoch ist dein Testosteron**? Bist du eine 25-jährige Frau, ein 55-jähriger Mann oder ein 25-jähriger Mann? **Je mehr Testosteron** du hast, desto **höher ist deine Proteinsynthese.** Hier gibt es auch Erfahrungswerte aus dem Wettkampfbodybuilding, wo Athleten mit großem Erfolg 600 bis 900 g Protein am Tag konsumieren, welches sie aufgrund der durch die äußeren Umstände gesteigerten Proteinsynthese gut verstoffwechseln.

Der zweite Faktor, der die Proteinsynthese bestimmt, ist der **Proteinabbau.** Aus Trainingssicht ist es das **Trainingsvolumen**, insbesondere das **Volumen an Krafttraining**, das durch die hohen Widerstände dafür sorgt, dass mehr Protein abgebaut wird, als bei allen anderen Sportarten. Das bedeutet, je **höher das Trainings- und insbesondere Krafttrainingsvolumen**, desto **höher dein Proteinabbau** und **desto mehr Protein benötigst du.**

Dritter Faktor ist die **Muskelmasse.** Ein 50 kg schwere Frau benötigt weniger Protein als ein 125 kg schwerer Mann. **Je mehr Muskelmasse**, desto **potenziell höher der Proteinabbau** und damit d**ie Proteinsynthese**.

Diese drei Faktoren in Relation zu setzen bestimmt den individuellen Proteinbedarf. In wissenschaftlichen Studien wurde versucht, dies in Zahlen festzuhalten. Diese Zahlen sind jedoch von geringerer Relevanz als Erfahrungswerte, da eine Studie mit einer relevanten Probandengruppe, die alle genug trainieren und genug essen und einen entsprechenden Lifestyle führen, um 10 kg Muskelmasse zuzunehmen, in der Praxis nur schwer umsetzbar ist.

Für alle, die Richtwerte wollen: Für einen Mann, der 4+ Stunden Krafttraining pro Woche macht und Muskelmasse aufbauen will, sind 4 g pro Kilogramm Körpergewicht ein guter Anfang; für eine Frau 2 g pro Kilogramm Körpergewicht. Am Ende ist es jedoch die biochemische Individualität in Kombination mit den oben genannten Faktoren, die den exakten individuellen Bedarf bestimmt. Die grundsätzliche Empfehlung von mir lautet: Iss Protein mit jeder Mahlzeit. Wenn du mehr Muskelmasse aufbauen willst, iss mehr.

Viel Erfolg bei der Proteinoptimierung!

SONSTIGES

DER PYGMALION-EFFEKT

Ich habe schon einige Seminare bei dir besucht und bin immer wieder begeistert, welche Wege du aufzeigst, um bei sich selbst und bei Kunden Plateaus zu überwinden und mehr Fortschritt zu erzielen. Deshalb meine Frage: Was ist deiner Meinung nach der am meisten unterschätzte Faktor, den die wenigsten Trainer beachten, um ihre Kunden zu mehr Erfolg zu führen?

Das ist eine sehr gute Frage, die ich mir selbst schon sehr oft gestellt habe. Es gibt eine ganze Reihe von Faktoren, die meist unterschätzt werden. Einer der wichtigsten, den ich immer wieder beobachte, ist der Pygmalion-Effekt.

Als Pygmalion-Effekt – die Bezeichnung kommt von der mythologischen Figur Pygmalion – wird bezeichnet, wenn die vorweggenommene, positive Einschätzung eines Schülers (in unserem Fall Kunden) – wie etwa *»der Schüler/Kunde ist hochbegabt oder hat eine sehr gute Genetik«* – durch einen Lehrer (in unserem Fall Trainer) sich im späteren Verlauf bestätigt. Diese Bestätigung wird dadurch möglich, dass der Lehrer/Trainer seine Erwartungen in subtiler Weise den Schülern/Kunden übermittelt, z. B. durch persönliche Zuwendung, die Wartezeit auf eine Antwort, Häufigkeit und Stärke von Lob oder Tadel oder durch hohe Leistungsanforderungen.

1965 wiesen die US-Psychologen Robert Rosenthal und Lenore F. Jacobson experimentell nach, dass von einem Lehrer, dem suggeriert wird, dass bestimmte Schüler besonders begabt seien und ein besonders hohes Leistungspotenzial hätten, diese Schüler unbewusst so gefördert werden, dass sie am Ende wirklich ihre Leistungen steigerten. In Felduntersuchungen konnte inzwischen dutzendfach belegt werden, dass die Erwartungen eines Lehrers bezüglich der Leistungen bestimmter Schüler nicht nur seine Beurteilungen der Schüler (Urteilsfehler), sondern auch die tatsächlichen Leistungen beeinflussen. Dies gilt selbst dann, wenn die Schüler von den Erwartungen nichts wissen und der Lehrer glaubt, sich neutral zu verhalten. Die Beeinflussung des Schülerverhaltens wirkt dabei indirekt über ein positives emotionales Klima, das der Lehrer erzeugt, differenziertere Rückmeldungen, die Präsentation angemessener Lerninhalte und die Schaffung zusätzlicher Möglichkeiten für den Schüler, sich zu Wort zu melden.

Für einen Trainer bedeutet das im Umkehrschluss: Je höher deine Erwartungen und dein Vertrauen in den Erfolg des Kunden, desto größer wird dieser ausfallen. Klingt einfach. Ist einfach. Und dutzendfach nachgewiesen.

Viel Erfolg mit deinen Kunden und dem Pygmalion-Effekt!

GLEICHZEITIG MUSKELN AUFBAUEN UND KÖRPERFETT REDUZIEREN

Ich habe bei einem Sportwissenschaftler mit Fokus auf Hypertrophie ein Slide seiner aktuellen Präsentation gesehen. In der steht, dass man keine maximale Hypertrophie erreichen kann, während man Körperfett verliert. Beides gleichzeitig wäre nur möglich, wenn man Anfänger oder extrem übergewichtig ist oder Doping verwendet. Du hast bei einem Vortrag deiner Buch-Release-Tour gesagt, dass beides durchaus möglich ist. Und es ist ja auch basierend auf den Before'n'After-Bildern offensichtlich gewohnte Praxis bei dir im YPSI. Wie ist das möglich?

Grundsätzlich ist es insbesondere im Bereich Training und Ernährung so, dass die Wissenschaft Dinge nachweist, die schon 10 bis 30 Jahre zuvor in der Praxis entdeckt und belegt worden sind. So hat unter anderem der russische Gewichtheber-Nationaltrainer Rudolf Plukfelder in den Sechzigern durch Zufall die posttetanische Potenzierung entdeckt. In den Achtzigern wurde sie dann durch die Wissenschaft nachgewiesen. Ein weiteres Beispiel ist eben diese »Kaloriendefizit = Fettabbau, Kalorienüberschuss = Muskelaufbau«-Theorie, die von Wissenschaftlern noch oft vertreten wird – und die in der Praxis hundertfach widerlegt wurde.

Von über 90 Before'n'After-Bildern, die ich veröffentlicht habe, haben alle Gezeigten deutlich ihr Körperfett reduziert und fast alle – je nach Ziel – Muskelmasse aufgebaut. Kalorien sind ein Konzept, das eine gewisse Bedeutung und Relevanz hat, jedoch in der Praxis meist sehr überschätzt wird. 1000 Kalorien aus Brokkoli sind nicht das Gleiche wie 1000 Kalorien aus Donuts. Das ist ein sehr

vereinfachtes Beispiel, das aber jedem unmittelbar ein-
leuchtet. Und die Grundaussage ist klar: **Eine Kalorie ist
nicht eine Kalorie**. Ein Kalorienüberschuss bedeutet nicht
automatisch Muskelaufbau. Und ein Kaloriendefizt nicht
automatisch Fettabbau. Jeder kennt, wenn er sein Umfeld
genau betrachtet, eine Reihe von Leuten, die wenig bis
nichts essen und trotzdem keinen niedrigen Körperfettanteil haben bzw. nicht mehr abnehmen. Grundsätzlich
gilt insbesondere bei Männern, **je mehr Trainingsvolumen und -progression gepaart** mit mehr **qualitativ hoch-
wertigem Essen** und einer entsprechenden Auswahl –
wie Steak, Reis, Süßkartoffel und nicht Pizza Quattro For-
maggi und Spaghetti alla carbonara –, desto **einfacher ist
es, Muskelmasse aufbauen**.

Ziel ist immer die Optimierung und Maximierung der körperlichen und geistigen Energie sowie des Schlafes. **Energie und Schlaf sind die Basis jedes Erfolgs**. Basis für ein
hohes Energielevel ist nicht weniger Essen, sondern mehr
besseres Essen. **Höhere Nahrungsmittelqualität** und **mehr
Rotation**. Je besser das Essen, desto mehr Energie und desto besser der Schlaf, desto größer der Trainingsfortschritt
und dementsprechend schneller der Muskel- und Kraft-
aufbau sowie der Fettabbau.

Eine Kalorienreduktion ist sicher eines der einfachsten
Mittel einer kurzen, schnellen Gewichtsreduktion. Sie ist
jedoch nie nachhaltig. Und führt meist schnell zu weniger
Energie und suboptimalem Schlaf. Und bei der Erhöhung
der Kalorien dann zu einem Rebound und statistisch gesehen zu mehr Körpergewicht und einem höheren Körperfettanteil als zuvor. Und ist somit für mich keine Option.

Extrembeispiele am Rand wie Bodybuilding als Leistungs-
sport in der Wettkampfphase und die Reduktion des Kör-

perfettanteils von einem Startpunkt über 35 Prozent sind außen vorgelassen, da diese Ziele sehr spezifisch sind. Und je spezifischer das Ziel, desto mehr spielt eine einzige Sache eine entscheidende Rolle.

Guter Schlaf und intelligente Ernährung sind die Grundpfeiler eines jeden Erfolgs, den wir im YPSI geschaffen haben. On Top kommen progressives Krafttraining und Supplements. Diese können den Erfolg beschleunigen, indem sie zum Beispiel den Schlaf optimieren. Jedoch bewirken sie keine Körperfettreduktion, wenn man nicht früh genug zu Bett geht und lange genug schläft. 8 bis 9 Stunden guter Schlaf sind die Basis, um viermal pro Woche progressiv trainieren und sich davon regenerieren zu können. Dein Stresslevel und dein Lifestyle sind weitere Faktoren, die eine Auswirkung auf deine Körperfettverteilung haben. Mit der YPSI-Hautfaltenmessung bestimmen wir die individuelle Ernährungsstrategie, mit der wir solche Erfolge erzielen und vielfach reproduzieren können.

Viel Erfolg bei der Optimierung und Maximierung deiner Energie!

WELCHE VORTEILE BRINGT DIE HAUTFALTENMESSUNG?

Ich lese oft auf deiner Seite von der Hautfaltenmessung. Was ist das genau und was bringt mir das für mein Training und meinen Fortschritt?

Die Hautfaltenmessung ist mein Buchhaltungs-Tool Nummer 1. Ich messe Hautfalten an 13 Stellen. Zum einen ist die Messung der Hautfalten mit einem Caliper (Messzange), der auf 0,1 mm genau die Hautfaltendicke feststellt, eine ausgezeichnete Basis, um den Körperfettanteil in Prozent zu errechnen. Zum anderen ist sie für mich ein Assessment des Hormonhaushalts. Die Körperfettverteilung ist nicht willkürlich, sondern wird primär vom Hormonhaushalt gesteuert.

So geben die individuelle Werte der Hautfaltendicke Aufschluss über einzelne Hormone und individuelle Defizite. Einige dieser Stellen sind wissenschaftlich ausgiebig untersucht worden wie Hüfte und Bauch. Die Korrelationen anderer Stellen basieren auf empirischen Daten und Erfahrungswerten.

So korreliert die Hüftfalte primär mit dem Blutzuckermanagement, das heißt mit deiner aktuellen Fähigkeit, Kohlenhydrate zu verstoffwechseln. Je regelmäßiger die Mahlzeiten, je höher das Trainingsvolumen, und je optimaler der individuelle Kohlenhydratkonsum, desto geringer diese Falte. Im Umkehrschluss bedeutet das, je unregelmäßiger die Mahlzeiten, insbesondere das Frühstück, je geringer das Aktivitätsniveau und je höher der Kohlenhydratkonsum in Relation zum Bedarf des Einzelnen, desto höher die Falte. Nicht nur die Werte der einzelnen

Falten sind relevant, sondern auch die Korrelation mit allen anderen Falten und die Bestimmung der aktuellen Priorität. Wenn die Hüftfalte hoch und aktuell Priorität 1 in der Messung ist, dann wäre mein Rat: jeden Tag frühstücken, regelmäßige Mahlzeiten einhalten und den Kohlenhydratkonsum senken, um so die Hüftfalte zu senken. Wenn die Hüftfalte hoch, jedoch Priorität 1 die Wadenfalte ist, ändert sich der Ansatz. Die Wade korreliert mit dem Tiefschlaf. Der Schlaf hat einen sehr großen Effekt auf das Blutzuckermanagement. Somit wäre meine Priorität, primär den Schlaf zu optimieren, da dieser das Blutzuckermanagement optimiert, und sekundär das Aktivitätslevel zu erhöhen.

Alle 13 Falten korrelieren mit einem Hormon. Ziel ist es, einzelne Defizite und die aktuelle Priorität 1 zu identifizieren. So korreliert unter anderem die Bauchfalte mit Stressmanagement und Energielevel. Die Normwerte der Hautfalten unterscheiden sich bei Frau und Mann. Die Falte am Trizeps korreliert mit dem Testosteronlevel. Bei einer Frau sind 10 mm ein sehr guter Wert. Bei einem Mann sind 4 mm ein sehr guter Wert.

Nur Ernährung und Training zu ändern funktioniert kurzfristig meist, mittelfristig manchmal, längerfristig sehr selten. Um zu identifizieren, wo die individuellen schwächsten Glieder der Kette sind, und diese für mehr Fortschritt zu stärken, ist mein Tool Nummer 1 die Hautfaltenmessung da.

Viel Erfolg mit der Hautfaltenmessung!

Einen YPSI Trainer in deiner Nähe, der die Hautfaltenmessung anbietet, findest du über die YPSI-Trainer-Suche auf www.YPSI.de.

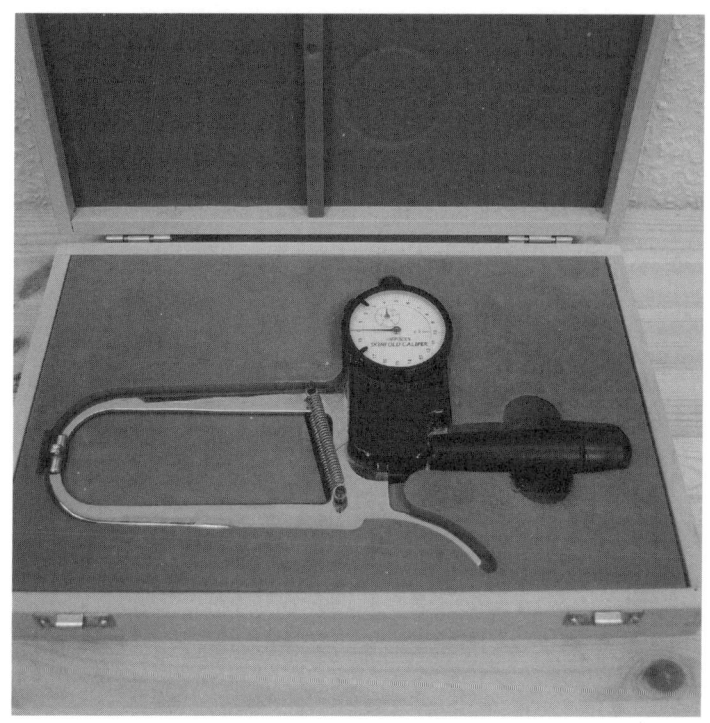

Der Harpenden Caliper, den wir im YPSI für die Messung der 13 Hautfalten verwenden.

SIND PRE-WORKOUT-BOOSTER SINNVOLL?

Was hältst du von Pre-Workout-Boostern?

Ich bin kein Fan der üblichen Pre-Workout-Booster und ich empfehle sie nicht. Sie sind quasi flüssiger Stress aus dem Glas (oder Shaker). Psychologisch unterscheidet man zwischen positivem und negativen Stress. Hormonell ist es jedoch der identische Vorgang. Booster erhöhen neben Katecholaminen wie Adrenalin und Dopamin auch das Stresshormon Cortisol. Zum einen ist Cortisol wichtig und entscheidend für das Training, denn es gibt dir Energie. Cortisol hat jedoch eine Halbwertszeit von 2 Stunden. Ein hoher und vor allem konstanter Cortisollevel senkt Testosteron, begünstigt die Fettspeicherung, primär im Bauchbereich, und ermüdet die Nebenniere, was mittelfristig dein Energielevel senkt.

Ein Booster erhöht via Stimulanzien Cortisol unabhängig davon, um welche Form von Stimulans es sich handelt. Die meisten Booster bestehen aus 10+ Inhaltsstoffen, was das Produkt wissenschaftlicher macht. Jedoch kommen meist nur ein bis zwei Inhaltsstoffe in relevanter Dosierung vor. Eines davon ist immer ein Stimulans wie Koffein oder ein Amphetamin-Abkömmling. Dieses Stimulans erhöht Cortisol und führt mittelfristig immer zu einer Negativspirale.

Wer Booster zur Trainingsmotivation benutzt, der braucht keinen Booster, sondern Ruhe. Vor allem wenn ein Booster regelmäßig verwendet wird, ist die Negativspirale groß. Einschlafprobleme, Müdigkeit und Schwankungen des Energielevels können dann die Folge sein.

Wenn ich Koffein empfehle, dann nur in Form von einer Tasse Kaffee.

Wenn ich Pre-Workout-Supplements empfehle, dann solche, die primär über die Neurotransmitter – chemische Botenstoffe im Nervensystem – Dopamin und Acetylcholin wirken. Dopamin ist die Quelle unserer mentalen Kraft und Energie. Es wirkt wie ein natürliches Amphetamin und modifiziert die Gesamtenergie des Gehirns. Dopamin ist entscheidend für Drive und Motivation und somit entscheidend für Leistung im Sport sowie für Leistung und Progression im Training. Acetylcholin ist der Neurotransmitter, der Voraussetzung für Speed – geistige und körperliche Geschwindigkeit – sowie entscheidend für Muskelkontraktion ist. Acetylcholin ist der einzige Neurotransmitter an der neuromuskulären Verbindung – der motorischen Endplatte – und somit der einzige Neurotransmitter, der eine Muskelkontraktion – in Kraft und Geschwindigkeit – initiieren kann. Somit ist ein ausreichender Acetylcholinspiegel entscheidend, um schnell und stark zu sein und zu werden.

Einer meiner Favoriten zur Erhöhung von Acetylcholin ist Alpha GPC. Diese Abkürzung steht für L-Alpha Glycerylphosphorylcholin. Hierbei handelt es sich um ein natürliches Phospholipid und eine natürliche physiologische Vorstufe von Acetylcholin. Alpha GPC ist eine sehr bioverfügbare Cholinquelle, welche die Blut-Hirn-Schranke leicht überwinden kann.

Um Dopamin zu erhöhen, ist einer meiner Klassiker Bacopa Monnieri – auch als kleines Fettblatt bekannt –, das seit Tausenden von Jahren in der traditionellen ayurvedischen Medizin zur Verbesserung der Lernfähigkeit eingesetzt wird. Die enthaltenen Bacoside haben einen positiven Effekt auf Dopamin, sind **antioxidant** und **fördern die Neubildung von Neuronen**.

6 bis 8 Kapseln (à 300 mg) Alpha GPC + 4 bis 6 Tabs (à 200 mg) Bacopa Monnieri + eine Tasse Kaffee

Viel Erfolg mit dieser Kombination!

PROGRESSION, NICHT PERFEKTION

Deine Tipps aus »Dein bestes Training« finde ich sehr gut, bei mir ist jedoch die Umsetzung im Alltag die eigentliche Herausforderung. Ich fange an, etwas zu ändern, und breche dann immer nach einigen Wochen schon wieder ab. Hast du einen Tipp?

Ich bin ein großer Fan von Schritt-für-Schritt-Veränderungen. Drei Prinzipien, die dafür entscheidend sind, sind:

1. **Wo willst du hin?** Beispielsweise sind sechs bis acht Mahlzeiten am Tag ideal für maximalen Muskelaufbau. Ist jedoch das Ziel wirklich maximaler Muskelaufbau? Körperfett abnehmen und ein paar Kilo Muskeln aufbauen wirst du auch mit drei Mahlzeiten plus zwei Snacks. Ein System, das wesentlich alltagstauglicher ist.

2. **Wo stehst du jetzt?** Du hast es geschafft, im letzten Monat jeden Tag dein Frühstück wie geplant zu essen. Dann wäre der nächste Schritt, dein Mittagessen besser zu wählen. Steak mit Gemüse ist ideal. Wenn man unterwegs ist, ist das nicht immer möglich. Eine Alternative ist Huhn (unpaniert) und Gemüse beim Asia-Imbiss. Das ist nicht perfekt, jedoch allemal besser als die Mohnschnecke vom Bäcker.
Ein Omelett zum Frühstück ist top. Falls das nicht machbar ist, sind zwei Handvoll Nüsse im Auto auf dem Weg zur Arbeit besser als nichts zu essen und dann um 10 Uhr Heißhunger zu bekommen.

3. **Leg den Fokus auf Progression, nicht auf Perfektion.** Das ist das wichtigste Prinzip für konstante und vor

allem nachhaltige Veränderung. Die meisten überschätzen, was sie in einem Jahr erreichen können – und unterschätzen, was sie an einem Tag verändern können.

Selbiges gilt für das Training. 4 Einheiten die Woche zu trainieren ist ideal, aber 3 Einheiten für 6 Monate bringen ein besseres Ergebnis als 4 Einheiten pro Woche für 2 Monate und dann abzubrechen. Der Fokus auf Progression ist nachhaltiger und progressiver als der Zwang der Perfektion. Dies ist eines der wichtigsten Prinzipien des Coachings.

Viel Erfolg beim Fokus auf Progression!

ÜBER DEN AUTOR

Wolfgang Unsöld ist einer der erfolgreichsten Strength Coaches und Trainer weltweit. Er ist Gründer des Your Personal Strength Institute (YPSI) in Stuttgart, das neben Beratung und Personaltraining auch die YPSI Supplement-Linie sowie Seminare und Trainerausbildungen anbietet. Er hat über 90 Before'n'After-Transformationen veröffentlicht und in 14 Ländern Seminare gehalten. Weltweit bekannt wurde er durch seine herausragenden Trainingserfolge: Er hat mit Leistungssportlern aus über 20 Sportarten gearbeitet sowie mit 13 Athleten, die an den Olympischen Winterspielen 2014 in Sotschi, und drei Athleten, die an den Olympischen Sommerspielen 2016 in Rio de Janeiro teilgenommen haben. Mit der YPSI Trainer B- und A-Lizenz hat er bis dato über 240 Trainer in 18 Ländern auf vier Kontinenten zertifiziert. Sein erstes Buch »Dein bestes Training« wurde direkt ein Bestseller.

Mehr Info zu YPSI Seminaren, der YPSI Trainer B- und A-Lizenz und den YPSI Supplements unter

www.YPSI.de

DANKE

Ein besonderer Dank für ihren Beitrag zu diesem Buch geht an Evelyn Osadnik, Christian Jund, Philip Schmieder, Dr. Peter Lundgren, Benjamin Knoblauch, Patrycja Maliszewska, Romy Korn, Peter Sobotta, Sven Knipphals, Peter Böhm, David Karl, Sebastian Rudolf, Goran Sirovina, Agne Sereikaite und alle YPSI-Kunden, -Athleten, -Coaches und -Trainer weltweit.

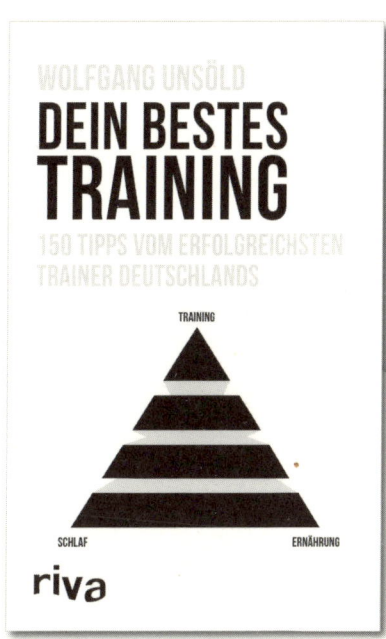

160 Seiten
14,99 € (D)
ISBN 978-3-86883-878-7

Wolfgang Unsöld
**Dein bestes
Training**
150 Tipps vom erfolgreichsten Trainer Deutschlands

Wenn es um sportliche Leistung geht, entscheiden am Ende oft kleine Faktoren über Sieg oder Niederlage, Erfolg oder Nichterfolg. Nicht selten lassen sich mit kleinen Anpassungen im Trainings- oder Ernährungsplan Leistungstiefs verhindern und körperliche Schwächen ausgleichen. In seinem Buch versammelt der Stuttgarter Profitrainer Wolfgang Unsöld, der bei Trainerlegende Charles Poliquin studiert hat, die besten Ratschläge und Strategien für maximalen Trainingserfolg, darunter viele innovative, wissenschaftlich belegte und praxiserprobte Geheimtipps. Ein Muss für jeden, der beim Training mehr erreichen will, vom ambitionierten Sportler über den Profiathleten bis hin zum Trainer.

riva

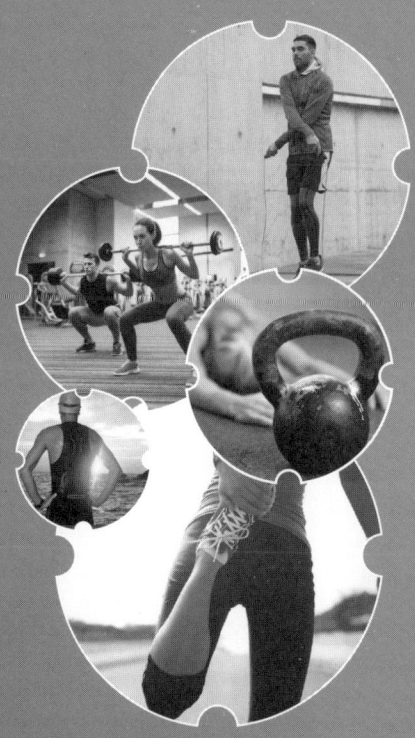
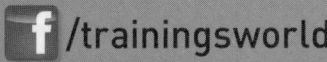
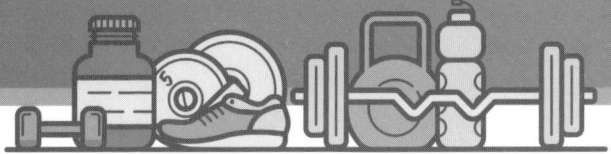

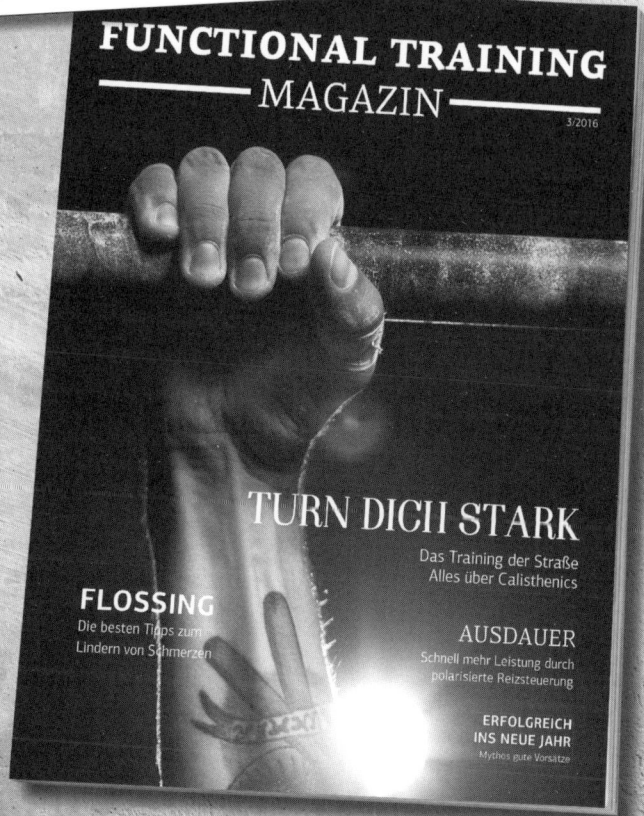